자연치유 自然治癒 C3G가 답이다

자연치유 自然治癒
C3G가
답이다

초판 발행	2012년 10월 25일
지은이	장봉근
출판등록	제2010-3210000-213773호
펴낸곳	JBK자연의학연구소
홈페이지	www.JBKNMC.org
전화	02-3462-1192
인쇄	(주)팬다콤프로세스

ⓒ 장봉근 JBK자연의학연구소 2012
ISBN 9788996697763 03510

책 값은 뒷표지에 있습니다.

자연치유 自然治癒
C3G가 답이다

장봉근 지음

JBK자연의학 연구소

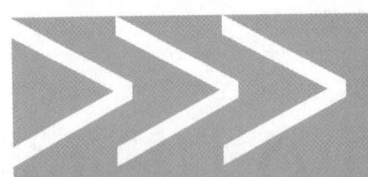

들어가는 글 006
추천의 글 012
아로니아 히스토리 016

아로니아와 C3G
1. 아로니아는 베리류의 제왕 022
2. 아로니아는 자연계 최고의 비타민 열매 025
3. 아로니아는 최고의 안토시아닌 열매 028
4. C3G는 자연이 준 기적의 자연치유물질 030
5. C3G는 검증된 최강의 항산화물질 036

아로니아 C3G의 다양한 효능 및 자연치유 사례
1. 줄기세포의 노화 및 부족 042
2. 암 048
3. 동맥경화·고혈압 068

4. 뇌신경질환 076

5. 눈질환 082

6. 당뇨병 090

7. 간질환 096

8. 비만 100

9. 중금속질환 105

10. 소화성 궤양 109

11. 관절염·통증 114

12. 알러지질환 121

13. 피부질환 131

14. 자가면역질환(교원병) 135

15. 면역질환 140

16. 미생물질환 143

17. 자궁질환 147

18. 불임·미숙아·기형아·임신중독증 152

19. 성기능장애 155

20. 전립선질환 157

아로니아 C3G 특허 및 인증자료 161

아로니아 C3G 언론보도자료 169

아로니아 C3G 연구임상논문 208

참조논문 216

들어가는 글

세포 수명을 3.74배 연장시키는 불로초, 아로니아

자연의학은 상사이론을 바탕으로 발달한 의학이다. 상사이론相似理論이란 유사한 것이 유사한 것을 치료한다는 이론이다. 이 이론은 "인체의 질병이 나타난 부위와 모양·색·기능 등이 유사한 동물·식물·광물을 활용하여 질병을 치유하는 이론으로 우주에 존재하는 모든 것은 하나다"라는 만물일체론萬物一體論을 근간으로 한다.

뼈가 아픈 경우 사람의 뼈를 닮은 우슬牛膝, 쇠무릎이란 약용식물을 사용하여 골관절질환을 다루고, 자궁이 아픈 경우 자궁을 꼭 닮은 도인桃仁, 복숭아씨을 사용하여 부인병을 다스린다. 그리고 황달인 경우 줄기가 황색인 황금黃芩을 사용한다. 서양약초인 로벨리아초는 인간의 위장을 닮아 위장질환에 사용하고, 비터멜론이라고 불리는 여주는 그 모양이 췌장을 꼭 빼닮았으므로 당뇨병이나 췌장암 등의 췌장질환에 사용하는 것이다. 당근은 뿌리채소로 사람의 다리에 해당되어 다리가 아프고 차갑고 하체의 혈액순환이 잘 되지 않을 때 주로 사용하며, 쌈으로 먹는 채소는 주로 잎파리 채소로써 사람의 폐에 해당하므로 호흡기와 순환기계통이 약해졌을 때 먹으면 좋다. 또한 만병통치약으로 불리는 인삼은 사람을 닮아 인체의 모든 병에 면역력을 올리고 건강에 도움을 주는 자양강장제로써 좋은 효능을 발휘한다.

동물의 경우 수컷 물개는 최대 100마리의 암컷 물개를 거느리는 일부다처제문화의 일종인 하렘HAREM을 형성하여 왕성한 종족번식능력을 과시하므로 발기부전이나 조루증 등의 남성 성기능장애에 공공연하게 사용되고 있다. 또한 호랑이뼈나 고양이뼈 등의 고양이과 동물의 뼈는 뼈와 관절질환에 연고 또는 환제로 자주 사용된다.

광물의 경우 유황은 화산활동을 하는 지역과 온천 등지에서 많이 발견되므로 뜨거운 성질을 가지고 있다. 그래서 염증이나 암을 가지고 있는 몸이 차가운 사람이 유황을 섭취하면 매우 좋은 효과를 본다.

이 책에서 소개되는 아로니아aronia melanocarpa는 폴란드의 대표적인 약용식물로써 주성분인 C3G아로니아 안토시아닌를 자연계에 현존하는 식물 중 가장 많이 함유하고 있다. 모양은 세포를 닮았고 색깔은 빨간색이며 기능은 추위와 자외선을 잘 견디는 능력을 갖고 있다. 상사이론에 따라 아로니아를 아래와 같이 효능을 분류하여 아픈 부위에 적용할 수 있다.

아로니아의 열매는 **인체세포를 닮아** 줄기세포를 많이 만들어 세포를 복구하고,

아로니아의 줄기는 **인체혈관을 닮아** 혈관을 튼튼하게 하여 혈류를 개선하며,

아로니아 열매과 줄기의 빨간색은 **인체혈액을 닮아** 적혈구를 많이 만들어 산소를 공급하며,

아로니아는 **추위와 자외선을 이겨내는 해독효소**로 작용하여 혈액을 정화시키고,

아로니아는 **병균과 이물질을 제거하는 백혈구**로 작용하여 암과 염증으로부터 우리몸을 완벽하게 보호한다.

미각으로 분류하면 아로니아는 신맛과 단맛, 그리고 떫은 맛을 가지고 있다. 신맛은 간을 다스리며, 단맛은 위장을, 떫은 맛은 신장을 각각 다스린다. 즉, 아로니아는 앞서 이야기한 골수와 혈관, 그리고 효소뿐만 아니라 오장육부 중 가장 중요한 위장와 간, 그리고 콩팥까지도 다스리는 불로영생不老永生의 명약名藥인 것이다.

이와 같은 상사이론에 이론적 바탕을 둔 자연의학은 인체의 아픈 부위와 형태, 색깔, 그리고 기능이 유사한 동물·식물·광물을

적용하는 의학이다. 생명공학을 다루는 화학자들과 분자생물학자들이 보면 유치하고 비과학적인 의학이라고 대뜸 무시할 수 있지만 생명은 현미경적 시각을 가진 과학으로 간단하게 설명되진 않는다. －생명현상은 과학으로 대부분 설명할 수 있지만－ 지금 이해가 안 되고 밝혀지지 않았다고 해서 비과학적이라고 말해선 안된다. 지구의 나이가 130억 년이며 생명체가 처음으로 나타난 시기는 대략 50억 년 정도된다. 이 때는 강 또는 바다에서 아메바 수준의 단세포 생명체에서 출발하여 식물류과 동물류로 나누어지고 마침내 억겁 년의 세월을 거쳐 손발과 머리를 잘 사용하는 사람이 된 것이다.

최근 연구결과에 의하면 동물과 식물의 유전자 구성물질은 거의 비슷한 것으로 확인되었다. 결국 사람과 동물, 그리고 식물의 유전자를 구성하는 물질은 하등 차이가 없고, 다만 환경이라는 도전에 따라 진화된 유전자 형태가 다른 것뿐이다. 이와 같은 결과는 만물일체설과 상사이론을 강력하게 뒷받침하고 있다.

향후 자연의학이 수천 년 동안 인간의 생명과 건강을 지켜온 대체의학이 아닌 강력한 주류의학으로서 자리잡을 것이라 확신하면서 자연이 준 위대한 선물이 아로니아가 자연의학의 중심에 우뚝 설 날을 기대해본다.

아침에 해 뜨면 해독 목적으로 C3G 60mg을 섭취하자! C3G가 매일매일 발생하는 우리몸 안의 유해활성산소 및 산화독소를 신속하게 해독하여 혈액이 오염되지 않도록 도와줄 것이다.

저녁에 해 지면 제거와 복구목적으로 C3G 60mg을 섭취하자! C3G가 백혈구와 줄기세포를 춤추게 만들어 암과 염증, 그리고 노후세포 등의 질병세포를 완벽하게 제거하고 부족한 세포를 신속하게 복구할 것이다.

진시황이 그렇게 찾아다녔던 불노초가 바로 C3G다. 만일 진시황이 C3G를 구했더라면 아마 동양의 역사는 많이 달라졌을지도 모른다. 임상결과 아로니아에서 추출한 안토시아닌인 C3G가 바로 줄기세포의 노화를 억제시켜 세포의 수명을 무려 3.74배 연장시켰다. 진시황이 그토록 갈구했던 불노영생의 꿈을 실현시키는 물질이 바로 아로니아라는 작은 열매 안에 있었다.

2012년 10월 8일 JBK자연의학연구소 원장 장봉근

추천의 글

만성질환자들에게 치유의 희망이 되길

사람은 누구나 자연치유력을 가지고 태어납니다. 어떤 사람은 병에 걸려 50살도 못 넘기고 일찍 죽고 어떤 사람은 100살을 훌쩍 너머 장수하기도 합니다. 왜 그럴까요? 바로 자연치유력이 답입니다.

장수하는 사람은 자연치유력이 강하여 병에 걸리지 않고 오래 사는 것입니다. 자연치유력이란 "외부의 도움 없이 스스로 병을 치료하는 힘"을 말하며 건강을 유지하고 오래 사는데 가장 중요한 힘입니다.

최근 100년 동안 현대의학은 응급질환과 세균성질환의 분야에서는 비약적인 발달을 이루었지만 암을 비롯한 만성질환에 대해서는 뚜렷한 치료법을 제시하시 못하고 있는 실정입니다.

왜냐하면 만성질환의 원인은 사고와 병원균이 아닌 스트레스와 독소이기 때문에 수술요법과 약물요법으로는 근본적인 치유가 불가능하기 때문입니다.

그렇다면 암과 만성질환의 주범인 스트레스와 독소를 어떻게 해결해야 할까요?

사람이 스트레스를 받으면 몸 안에서 유해활성산소가 과다하게 발생하여 정상적인 세포를 파괴하고 결국 염증과 암을 발생시킵니다. 즉 유해활성산소가 만성질환의 직접적인 원인이라고 보면 됩니다. 인간이 스트레스를 피해서 살 수는 없지만 스트레스 부산물인 유해활성산소를 모조리 제거할 수 있다면 건강하게 장수할 수 있는 것입니다.

하지만 나이 40이 넘어가면서 유해활성산소를 제거하는 항산화효소를 생성하는 능력이 저하되면 병에 쉽게 걸리게 되는 겁니다. 그래서 40세 이상이 되면 반드시 외부에서 항산화물질을 공급해 줄 필요가 있습니다. 현재까지 알려진 항산화제는 비타민A, 비타민B, 비타민C, 셀레늄, 코엔자임Q 등이 있지만 대개는 효능이 미약하거나 장기간 섭취할 경우 부작용이 나타나기도 합니다.

약사 출신의 자연의학전문가인 저자는 책의 내용에서 청정지역인 동유럽의 폴란드산 아로니아 열매로부터 추출한 아로니아 안토시아닌, 즉 C3G가 비타민C의 수천 배에 육박하는 강력한 항산화력을 가진 현존하는 가장 강력한 유해활성산소 제거물질임을 수백 건의 논문과 특허자료를 통해 일관되게 언급하고 있습니다.

또한 저자는 10여 년 전 아시아 최초로 국내에 아로니아를 도입하여 현재까지 백여 건의 효능논문과 연구개발실적을 이루어 건강기능성식품을 넘어 천연물신약 개발까지 성공한 명실공히 아로니아 관련 국내외 최고의 전문가이기도 합니다.

아로니아는 블루베리, 라즈베리, 아사이베리, 크랜베리 등 모든 베리류를 통틀어 비교할 수 없을 정도로 월등하게 많은 안토시아닌을 함유하고 있는 베리류의 제왕으로 유럽에서는 예전부터 만병통치약으로 널리 알려져 있으며 중국에서는 불노영생의 열매 즉, 불노매로 유명한 식물입니다.

저자는 이 책의 내용에서 확인할 수 있듯이 암과 만성질환을 예방하고 치유하기 위해서는 병을 유발하는 유해활성산소를 완벽하게 제거하고 면역력을 증강시키는 핵심적인 자연치유요법인 아로니아 안토시아닌인 C3G를 매일매일 섭취하는 것이 무엇보다 중요하다고 강조하고 있습니다.

병에 걸리고 않고 오래오래 건강하게 살고자 하는 분들은 평상시에 C3G를 매일 섭취하여 세포의 노화와 손상을 유발하는 과잉의 유해활성산소를 말끔하게 제거하도록 하며, 만약 이미 병이 들어 쇠약해진 분들은 유해활성산소가 정상인보다 훨씬 더 발생되므로 C3G를 더 많이 섭취해야 할 것입니다.

    모쪼록 지난 20여 년간 약학자이면서 자연의학전문가로 자연치유물질과 치유프로그램 개발에 젊음과 혼신을 다한 저자의 노고와 열정에 찬사를 보내며, 저자의 지난 10년의 삶과 혼이 담겨있는 아로니아가 스트레스와 질병으로 고통받는 많은 분들에게 자연치유의 희망이 되길 진심으로 바랍니다.

2012년 10월 홍영재산부인과 원장·의학박사 홍영재

Aronia History

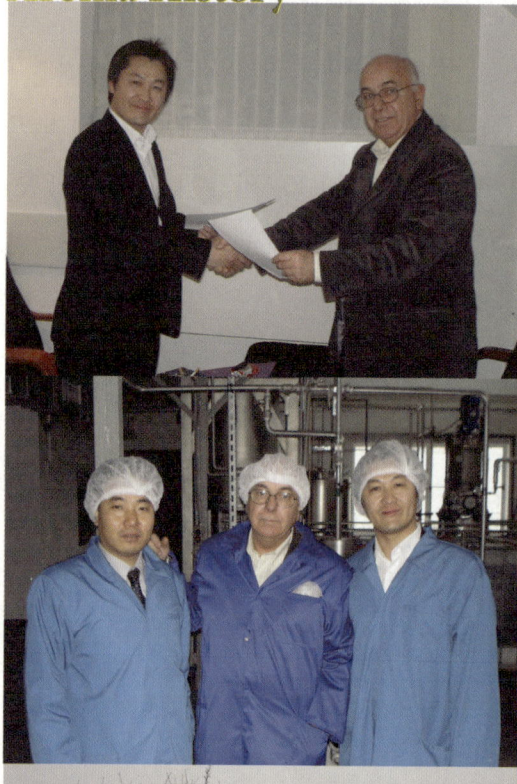

◀ 2005년 12월
아시아 독점 공급계약
체결

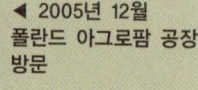

◀ 2005년 12월
폴란드 아그로팜 공장
방문

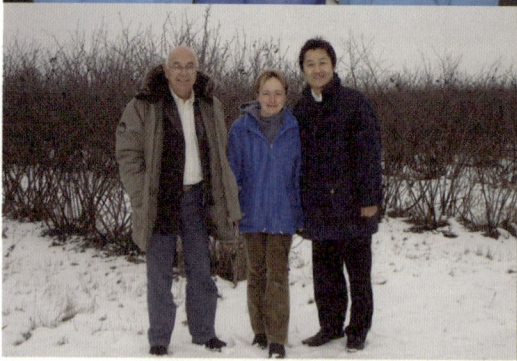

◀ 2005년 12월
폴란드 아로니아 농장
방문

과정과 비슷하다. 아로니아 C3G는 골수, 뇌, 심장, 폐, 간, 위장관, 연골, 피부 등 인체의 모든 조직에서 서식하는 줄기세포를 활성화시켜 인체의 손상된 세포와 조직을 복구시키는 역할을 수행한다.

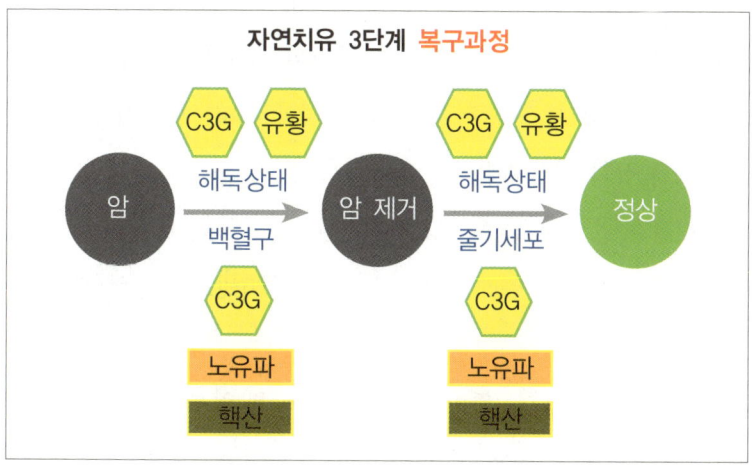

이처럼 치유의 전과정에서 C3G는 세포를 파괴시키는 치명적인 독소를 직접 제거하는 해독물질이자, 효소세포·혈관세포·면역세포·줄기세포를 활성화시키는 CSM세포신호전달물질으로 작용하는 등 치유의 시작과 마무리를 훌륭하게 수행하며 팔면육비의 주도적 능력을 지닌 최고의 자연치유물질이나.

팔면육비(八面六臂)
여덟 개의 얼굴과 여섯 개의 팔이라는 뜻으로 언제 어디서 이떤 일에 부딪치더라도 능히 처리하여 내는 수완과 능력을 이르는 말.

CSM(cell signaling molecule)
세포의 분열, 성장, 사멸, 대사를 조절하는 세포신호전달분자를 말한다.

암을 비롯한 동맥경화, 고혈압, 당뇨병, 관절염, 간경화, 노화 등 대부분의 만성퇴행성질환은 스트레스火와 독소毒에 의해서 발생한다. 스트레스와 독소는 조직세포의 생체막과 미토콘드리아와 핵의 유전자를 산화·변이시켜 암과 염증을 유발하고, 혈관·장관·분비샘·선조직을 수축시켜 고혈압·당뇨병·저산소증·저체온증을 유발하며, 손상된 조직세포의 복구를 담당하는 성체줄기세포를 손상시켜 질병을 만성화시킨다.

이때 C3G는 아래 4가지 치유작용을 통해 인체의 자연치유작용을 돕는다.

① 독소제거

각종 유해산소와 산화독소로 이루어진 독소혈독·림프독·장독·말초혈액공간독를 제거하여 세포를 보호하고

② 혈관확장

각종 스트레스와 독소에 의해서 수축된 혈관·림프관·장관·분비샘·선조직을 확장하고 저하된 혈류량을 증가시키며

③ 백혈구활성화

저하된 백혈구 능력과 숫자를 증가시켜 암과 염증세포를 제거하고

④ 줄기세포활성화

새로운 줄기세포를 활성화시켜 세포를 복구시키는 강력한 자연치유물질로 작용한다.

6대 독소
① OX-LDL산화콜레스테롤-유해산소에 의해서 산화된 콜레스테롤
② AGEs최종당화산물-혈당이 결합하여 변형된 생체단백질 효소·호르몬·수용체
③ 중금속-수은·비소·납·카드뮴·니켈·알루미늄
④ 간유독물-유독화학물질·농약·약물·알코올·유기용매·식품첨가물
⑤ 단백질대사분해산물-아민·암모니아·요산·페놀·유화수소·인돌·스카톨
⑥ 미생물 성분-세균·바이러스·세균내 독소

위 독소는 혈액을 타고 온몸을 돌면서 혈구와 조직세포를 파괴시켜 염증과 종양을 유발한다.

5. C3G는 검증된 최강의 항산화물질

프리라디칼free radical은 유해산소와 산화독소를 말하며 자유기自由基 또는 유리기遊離基라고 불린다. 프리라디칼은 고립된 전자를 가진 공격성이 강한 산화성 물질이다. 예를 들면, 사과껍질을 벗겨 놓은 상태에서 사과과육은 공기 중 프리라디칼의 공격을 받아 산화되어 갈색으로 변한다. 하지만 사과과육에 비타민C를 발라 놓으면 비타민C가 프리라디칼의 공격을 차단시켜 사과과육이 갈색으로 변하지 않는다.

이처럼 사과의 껍질은 비타민C처럼 프리라디칼로부터 사과를 보호하는 역할을 하는데, 사과뿐만 아니라 모든 식물열매의 껍질은 외부의 프리라디칼로부터 그 자신를 보호하는 매우 훌륭한 항산화성분을 함유하고 있다. 활성산소라고도 불리는 유해산소는 우리가 호흡한 산소가 에너지를 만들고 물로 환원되는 과정에서 나타나는 수천 배 산화력이 높은 산소 찌꺼기다.

유해산소의 대부분이 몸속에서 자연발생되지만 스트레스·자외선·세균침투·약물·중금속·알코올·흡연 등에 의해서도 나타난다. 유해산소는 적당량이 있으면 세균이나 이물질로부터 몸을 지키지만 너무 많이 발생하면 정상세포까지 무차별 공격하여 각종 질병과 노화의 주범이 된다.

건강한 사람의 경우 체내에 흡수되는 산소량의 2% 정도가 유해산소로 변한다. 만일 유해산소가 2% 이상 발생할 경우 세포가 손상되어 암을 비롯한 만성질환이 발병할 확률이 높아지게 된다.

산화독소
체내 또는 체외에서 유해산소를 유발하는 물질과 유해산소가 2차적으로 만드는 산화력이 강한 물질을 말한다. 예를 들면 자외선, 중금속, 산화콜레스테롤, 과산화지질, 말론디알데하이드, 이소프로스탄 등이 있다.

즉, 환경오염과 화학물질·자외선·혈액순환장애·스트레스 등으로 과잉 생산된 유해산소는 인체의 정상적인 DNA와 세포조직을 공격한다. 유해산소는 DNA의 유전정보를 파괴하고 세포막을 붕괴하며 비정상적인 세포단백질을 형성한다. 체내에서 가장 많이 생기는 유해산소는 세포에서 에너지를 만들 때 미토콘드리아에서 부수적으로 발생하는 슈퍼옥사이드superoxide ion라는 유해산소다.

건강한 경우 인체 내에서 생성된 유해산소는 생체 항산화효소인 SODsuperoxide dismutase에 의해서 제거되지만, 스트레스로 과잉 생산되거나 노화로 SOD의 생성이 부족한 경우 과량 생산된 유해산소는 인체 세포를 파괴시켜 질병을 유발하게 된다. 인체 내에서 유해산소에 의한 이런 반응이 지속될 경우 정상적인 세포가 손상되어 염증과 경화가 유발되거나, 심지어 핵과 미토콘드리아의 유전자까지도 변형되어 암세포가 발생하는 것이다.

암과 만성질환 등 현대병의 90퍼센트 이상은 유해산소와 산화독소가 원인이며, 노화의 원인설로 가장 강력하게 대두되고 있는 것이 유해산소이론이다. 따라서 이러한 질병에 걸리지 않으려면 매일매일 몸속의 유해산소를 제거하면 된다.

유해산소를 없애주는 물질인 항산화 물질은 비타민A·비타민E·비타민C·비타민P·셀렌·글루타티온 등이 있지만 최근의 연구결과 오디·블루베리 등의 베리류에 함유된 색소배당체인 안토시아닌이 가장 강력한 유해산소 제거물질로 보고되었으며, 이 중에서도 아로니아 열매에 함유된 안토시아닌인 C3G가 자연계에 존재하는 가장 뛰어난 천연항산화물질로 밝혀졌다.

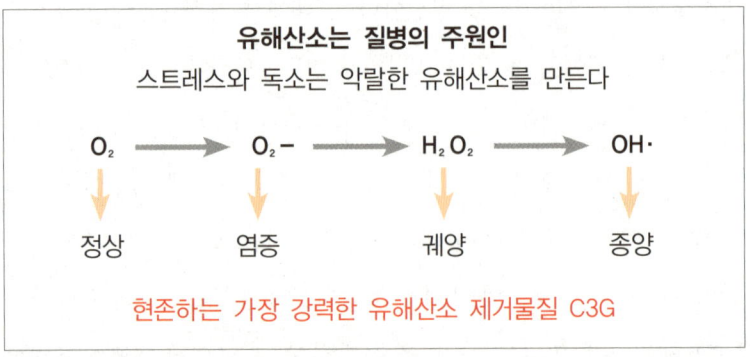

현존하는 최상의 천연 항산화물질로 평가받고 있는 C3G는 세포파괴의 주범인 유해산소슈퍼옥사이드이온·과산화수소·하이드록시라디칼·일중항산소·지질과산화라디칼와, 공범인 산화독소숭금속·금속·약물·과산화지질·산회 콜레

스테롤 등를 직접 찾아 신속하게 분해할 뿐만 아니라 항산화효소 및 항산화물질과 유기적으로 협력하여 치명적인 프리라디칼을 제거하는 등 100조 개의 거대한 인체세포망을 보호하는 전체 세포방어시스템에 없어서는 안될 핵심물질이다.

아로니아 C3G의 항산화효과
① 유해산소를 제거한다.
② 산화력이 중금속과 금속이온을 킬레이트하여 배출한다.
③ 다른 항산화제와 상승작용을 한다.
④ 산화반응을 촉진하는 물질을 제거한다.
⑤ 산화촉진 전효소를 억제한다.
⑥ 항산화효소의 생성을 유도한다.

유해산소의 종류

① 슈퍼옥사이드이온 Superoxide ion O_2^-

산소호흡을 통하여 미토콘드리아에서 가장 먼저 만들어지며 마스터 산소 라디칼 master oxygen radical 이라고 한다. 산소 분자에 전자가 한 개 더 붙어있는 형태다. 파괴력이 높고 아주 쉽게 과산화수소로 변한다.

② 과산화수소 Hydrogen Peroxide H_2O_2

과산화수소 자체는 비교적 독성이 적지만 노화된 세포나 조직에 많이 존재하는 유리 철분자나 구리분자와 반응하여 암을 유발할 정도로 치명적인 하이드록실 라디칼을 생성한다.

③ 하이드록실 라디칼 Hydroxyl Radicals ·OH

가장 파괴력이 강한 유해활성산소이며 수소와 산소가 같은 비율로 구성되어 있다. 반응속도가 1억분의 1초로 매우 빠르며 다른 분자와 접촉하는 찰나 전자를 빼앗아 완전히 파괴시킨다.

④ 일중항 산소 Singlet Oxygen $^1O_2$

피부를 구성하는 단백질 분자와 산소가 태양 광선의 자외선을 받으면 흥분되어 일중항 산소를 발생시킨다. 수명이 100만분의 1초로 아주 짧지만 피부에 손상을 주어 피부암의 원인이 된다

⑤ 지질과산화 라디칼 Lipid Peroxy Radical ROO·

유해산소가 불포화지방산을 공격할 때 만들어진다. 지질과산화 라디칼은 주변의 모든 세포막을 연쇄적으로 산화시켜 암을 비롯한 수많은 만성염증질환을 유발한다.

유해산소와 항산화물질

유해산소의 종류		유해산소를 잡는 항산화물질
O_2^-	Superoxide	C3G·SOD
H_2O_2	Hydrogen Peroxide	C3G·GPX·CTS
·OH	Hydroxy Radical	C3G·VitE
$^1O_2$	Singlet oxygen	C3G
ROO·	Lipid Peroxy Radical	C3G·GPX

3대 항산화효소

SOD : super oxide dismutase

CTS : catalase

GPX : glutathione peroxidase

유해산소의 발생원인

고민·불안·초조·공포·분노·짜증·핑계·과로·과식·불면·과호흡·핸드폰·컴퓨터·TV·자외선·방사선·음주·흡연·매연·주방연기·고기연기·식품첨가물·약물·중금속·농약 등은 세포의 지질, 단백질, 당, 그리고 DNA를 손상시켜 각종 암과 만성염증질환을 일으키는 유해산소를 대량 발생시킨다.

아로니아 C3G의 효능과 자연치유 사례

1. 줄기세포의 노화 및 부족

스트레스와 독소로 인한 성체줄기세포의 산화적 손상oxidative damage과 유전자 변이gene mutation는 인체의 자연치유력을 감소시켜 암을 비롯한 다양한 만성 난치성 질환 암·동맥경화·고혈압·당뇨·치매·뇌경색·심근경색·간질환·관절염·자가면역질환 등을 유발한다.

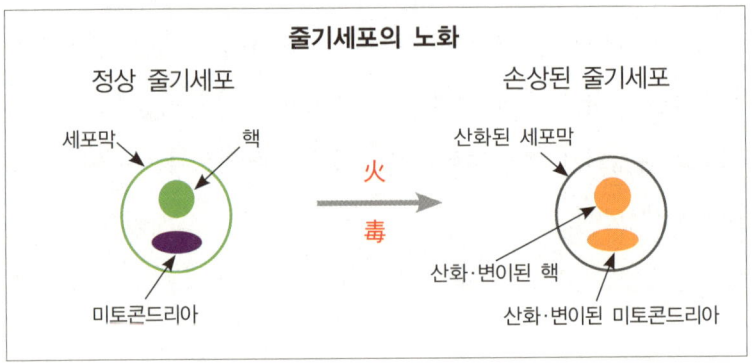

아로니아 C3G는 현존하는 가장 강력한 다능 성체줄기세포
MAPC multipotential adult progenitor cell 활성화 물질이다. 연구결과 아로니아 추출물은 성체줄기세포의 노화를 결정하는 텔로머레이즈의 활성력을 약 4배 정도 증가시키고, 성체줄기세포의 분열을 촉진하는 효과가 확인되었다.

세포는 단세포 세균에서 수조 개의 세포로 이루어진 인간에 이르기까지 모든 생물의 기본 구조 단위다. 대다수 동물 세포는 공통된 특징과 활동양상을 보인다. 인간은 수백 종류의 세포를 만들어 적혈구와 면역세포는 몸전체를 순환하고, 뼈세포는 주로 한자리에 고정되고, 신경세포는 아주 멀리까지 뻗어갈 수 있다. 다른 세포들은 기관이나 조직에 빽빽하게 모여 있으며, 해당 기관이나 조직이 맡은 기능을 할 수 있도록 서로 협력한다.

심장의 근육세포들은 안정적인 동조반응을 일으킴으로써 놀라울 정도로 지속적으로 심장을 뛰게 한다. 생물이 태어날 때부터 죽을 때까지 계속 살아있는 세포도 있는 반면, 잠시 생겨나 특정한 일만 하다가 사라지고 새로 생긴 세포로 대체되는 세포도 있다. 세포들은 대개 혼자 일하지 않고 세포막을 통해 전달되는 신호전달 분자를 통해 서로 의사소통을 함으로써 몸의 요구에 반응한다.

자궁에 있을 때든 태어났을 때든 그 이후에 상처나 손상을 입었을 때든 간에 생물의 성장 발달은 세포분열에 의해서 이루어진

다. 세포의 핵에 있는 유전자들은 세포분열을 조절한다. 수정된 순간부터 태어날 때까지 하나의 세포는 수백만 개의 세포로 늘어야 하고, 그 수백만 개의 세포가 제 기능을 할 수 있도록 잘 만들어야 한다. 줄기세포는 유전자와 단백질의 상호작용을 통해 변화할 수 있는 전지전능한 세포인 것이다.

가장 변화무쌍한 배아줄기세포는 자신의 유전자를 이용하여 성체의 몸을 이루는 수백 종류의 세포와 조직으로 변할 수 있는 강력한 세포다. 먼 친척뻘인 성체줄기세포는 그 정도로 강력하지는 않지만 인간의 신체활동을 유지하는데 가장 핵심적인 역할을 수행한다. 생명은 하나의 세포에서 시작되며 세포 하나가 둘로 나뉘고 둘이 다시 넷으로, 넷이 여덟으로 되는 과정이 세포가 수십억 개로 늘어날 때까지 계속된다. 세포들은 모이거나 흩어지기도 하고, 일하거나 빈둥거리고, 늙거나 새로 생기기도 하면서 서로 통합되어 인간이라는 거대한 생명체를 만드는 것이다.

인간은 단 하나의 세포 즉, 수정란에서 시작된다. 수정된 지 하루가 지나면 배아가 형성되기 시작하며 4일이 지나면 0.1mm 크기의 배반포가 되고 이 세포군을 배아줄기세포라고 한다. 이 때부터 세포들의 큰 운명이 결정되기 시작한다.

2주 정도 되면 외배엽세포들은 신경 및 피부세포가 되고, 중배엽세포들은 혈액, 뼈, 근육세포가 되고, 심장, 골격, 징소, 비뇨계,

지방, 지라를 형성한다. 내배엽세포들은 소화관, 간, 췌장, 방광, 폐, 편도선, 인두, 부갑상선의 세포들이 된다. 인간의 배아는 한 달 정도 자라면 약 3mm 정도 되는데 이제 세포들은 독자적인 행동을 거의 하지 않는다.

8주가 되면 모든 주요 기관이 나타나기 시작하고, 두 달이 지날 무렵 팔다리와 심장은 형태를 뚜렷히 갖추며 뇌, 눈, 코, 귀도 보이기 시작한다. 발생 8주가 되면 모든 주요 조직과 기관이 형성되기 시작한 상태이고 배아는 태아상태로 진입한다. 태아단계는 성장이 급속하게 이루어지는 시기이며 성체줄기세포들은 뼈를 단단하게 하고, 신체기관을 형성하고, 피부를 완성하고, 혈액을 만들고, 신경계와 순환계를 마무리하며, 발생 40주가 되면 태아는 10억 개의 감각세포를 준비하고 바깥세상의 신호를 기다린다.

성체줄기세포는 다 자란 인간의 몸에서 소량 발견되며 대개 각 배엽이 만든 특정한 기관이나 조직에서 보여진다. 성체줄기세포는 인간이 살아있는 동안 체세포분열을 통해 스스로를 복제하는 능력과 몸을 이루는 완전히 성숙한 세포를 생성하는 능력을 둘 다 간직하고 있는 줄기세포인 것이다. 이러한 성체줄기세포 중에서 조건에 따라 어떤 조직으로든 분화할 수 있는, 즉 운명이 결정되지 않은 줄기세포를 다능 성체줄기세포^{MAPC multipotential adult progenitor cell}라고 부른다.

인간이 겪고 있는 암, 당뇨, 심혈관질환, 뇌신경질환, 교원병 등의 다양한 퇴행성 난치병은 성체줄기세포의 기능과 밀접한 관련이 있다. 세포가 퇴화되거나 죽을 때 새로운 세포로 대체되지 않는다면 위와 같은 질병이 발생하게 된다. 세포가 죽어갈 때 새로운 세포를 공급하는 줄기세포가 바로 성체줄기세포다. 그래서 건강한 사람들은 병이 있는 사람보다 성체줄기세포를 더 많이 가지고 있기 때문에 질병에 걸리지 않는 것이다.

성체줄기세포는 각 기관과 조직에서 소량 발견되지만, 특히 골수에서 많이 발견되는 다능 성체줄기세포 MAPC multipotential adult progenitor cell는 다른 조직의 성체줄기세포보다 숫자도 많고 분화 능력이 더 뛰어나서 이 줄기세포를 몸의 다른 부위에 넣으면 심장, 폐, 간, 근육, 신경, 뼈, 모세혈관 등을 새롭게 만드는 것이 확인되었다. 그래서 질병의 치료를 위해서는 골수와 혈액의 건강상태가 매우 중요한 것이다.

따라서 성체줄기세포의 기능을 향상시키고 그 숫자를 증가시킨다면 손상되고 죽은 조직을 신속하게 회복하여 어떤 난치병도 순식간에 치유할 수 있는 것이다.

성체줄기세포에 대한 아로니아 C3G의 치유효능

① 아로니아 C3G는 다능 성체줄기세포^{MAPC multipotential adult progenitor cell}의 노화와 손상을 유발하는 유해산소, 산화독소 등의 혈액 독소를 신속하게 제거시켜 성체줄기세포 손상을 예방한다.

② 아로니아 C3G는 다능 성체줄기세포^{MAPC multipotential adult progenitor cell}의 분열을 담당하는 텔로머레이즈^{telomerase}의 활성력을 증가시켜 성체줄기세포를 활성화시킨다.

③ 아로니아 C3G는 다능 성체줄기세포^{MAPC multipotential adult progenitor cell}의 분열을 촉진시키는 강력한 세포신호전달분자^{CSM cell signaling molecule}로 작용하여 성체줄기세포를 증가시킨다.

④ 부작용·내성이 없어 장기간 사용해도 안전하다.

관련논문

"**Aronia C3G** inhibits endothelial progenitor cells senescence induced by OX-LDL" Journal of Clinical Lipidology (2007)

"**Aronia C3G** and their antioxidant activity" Eurofood (2005)

2. 암

암의 발생

스트레스火와 독소毒로 인한 면역세포와 조직세포의 산화적 손상 oxidative damage ·유전자 변이 gene mutation ·혈관수축·산소부족·저체온 상태는 인체의 자연치유력을 현저하게 감소시켜 200여 종의 치명적인 암양성종양·악성종양·암소을 유발한다.

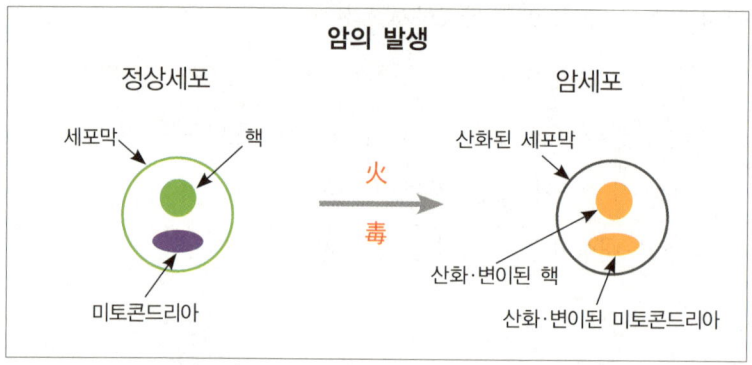

암에 대한 아로니아 C3G의 치유효과

① 발암독소 제거작용

유해산소와 산화독소 등의 혈액독소 즉, 혈독은 정상세포의 세포막·미토콘드리아·핵을 손상시켜 다양한 암을 유발하는 치명적인 발암물질로 작용한다. 아로니아 C3G는 발암독소인 혈독을 신속하게 제거시켜 암세포의 생성을 강력하게 예방한다.

② 암세포 억제작용

암세포는 죽지 않고 계속 분열하는 불멸의 세포다. 아로니아 C3G는 암세포의 분열과 성장을 직접 억제하는 세포신호전달분자 CSM cell signaling molecule로 작용하여 암세포의 성장을 강력하게 억제한다.

③ 신생혈관 angiogenesis 억제작용

저산소와 저체온의 환경에서 암세포는 새로운 미세혈관을 만들어 성장한다. 아로니아 C3G는 신생혈관의 생성을 강력하게 억제하는 세포신호전달분자 CSM cell signaling molecule로 작용하여 암세포의 성장과 전이를 강력하게 억제한다.

④ 암세포 자살 cancer apoptosis 유도작용

모든 암세포는 스스로 죽음을 선택할 수 있다. 최근 실험에서 아로니아 C3G는 암세포의 자살을 유도하는 JNK 경로의 세포신호전달분자 CSM cell signaling molecule로 작용하여 암의 성장을 억제시키고 자살을 유도하는 것으로 확인되었다.

⑤ 면역세포 생성촉진작용

NK세포는 탐식작용과 아메바 운동을 하는 대형 림프구이며 암의 제거에 가장 중요한 면역세포로 작용한다. 아로니아 C3G는 조직세

포 및 면역세포의 분열과 성장에 필요한 세포신호전달분자^{CSM cell signaling molecule}로 작용하여 자연살해세포^{NKC natural killer cell}를 비롯한 다양한 면역세포의 성장을 촉진시킨다.

⑥ 유전자^{DNA} 복구작용
세포핵과 미토콘드리아의 유전자 손상은 다양한 암을 유발한다. 아로니아 C3G는 강력한 세포신호전달분자^{CSM cell signaling molecule}로 작용하여 손상된 암 유전자^{DNA}를 신속하게 복구한다.

⑦ 항암요법 보완작용
수술과 항암제, 그리고 방사선으로 대표되는 항암표준요법은 조직세포와 면역세포의 심각한 손상을 초래하여 면역력을 저하시키고 새로운 암세포를 유발시킨다. 또한 항암표준요법으로 암의 크기를 줄일 수 있지만 근본적인 제거는 불가능하다. 아로니아 C3G는 항암표준요법의 부작용인 면역력 저하와 암세포의 발생을 방지하는 자연항암제로 작용한다.

⑧ 다능 성체줄기세포^{MAPC multipotential adult progenitor cell} 활성화작용
건강한 상피조직 체세포는 암의 재발을 방지하고 암의 제거를 촉진시킨다. 아로니아 C3G는 MAPC를 활성화하여 암으로 망가진 조

직을 신속하게 회복시키고 암의 재발을 막는 강력한 세포신호전달 분자CSM cell signaling molecule로 작용한다.

⑨ 산소공급작용

모든 암세포는 산소부족 및 저체온 환경에서 발생한다. 아로니아 C3G는 혈관탄력성을 개선하고 혈관을 확장시켜 산소부족 및 저체온 환경을 신속하게 개선시킨다.

⑩ 부작용·내성이 없어 장기간 사용해도 안전하다.

관련논문

"Effect of **aronia C3G** on skin angiogenesis reaction in mice" Wojsk-Med (2007)

"**Aronia C3G** induces a cell cycle block in colon cancer but not normal colonic cells" Nutr Cancer (2003)

"**Aronia C3G** inhibits endothelial progenitor cells senescence induced by OX-LDL" Journal of Clinical Lipidology (2007)

"Evaluation of the immunomodulatory activity of **aronia C3G** in combination with apple pectin in patients with breast cancer undergoing

postoperative radiation therapy" Clinic of Radiology (2002)
"Effects of the commercial extract of **aronia C3G** on oxidative stress in blood platelets isolated from breast cancer patients after the surgery and various phases of the chemotherapy"
Department of General Biochemistry (2011)
"Effect of **aronia C3G** on endogenous generation of N-nitrosamines in rats." Department of Hygiene and Ecological Medicine (1997)

조예나(여, 62세, 대장암 위암)

말기대장암과 위암을 진단받은 후 수술과 항암이 어려운 상태에서 입원을 포기하고 친구의 소개로 알게된 아로니아 C3G와 노유파 지방산을 복용하기 시작했습니다. 섭취한 지 2주 후부터 식욕이 생기고 피부에 생기가 돌면서 검푸르던 얼굴색이 붉은색으로 바뀌며 구토가 사라지더군요.

병원에서 말한 시한부 기간인 2개월이 지났지만 몸은 더욱 건강해져서 밥도 잘먹고 혼자 등산과 산책을 할 수도 있었습니다. 현재까지 재발 없이 건강하게 잘지내고 있습니다. 꺼져가는 제 삶에 새로운 생명을 선물해준 아로니아 C3G와 노유파, 그리고 자연에 진심으로 감사하며 살고 있습니다.

최상진(남, 64세, 뇌종양 위암 폐암)

저희 아버지께서는 심한 두통과 일어날 수 없을 정도로 척추가 아파 병원에서 진단한 결과 위에서 전이된 암세포가 뇌, 위, 폐, 혈관 등으로 폭넓게 전이되어 일주일 안에 사망할 수도 있다는 결과를 들었습니다. 저희 가족은 지푸라기라도 잡는 심정으로 항암치료를 받으며 유언장과 장례식을 준비했습니다. 때마침 아는 분의 소개로 아로니아 C3G와 노유파를 섭취하면서 심했던 구토가 사라졌고, 두통과 척추통도 사라지며 식사도 하시게 되었습니다.

몸무게가 8킬로그램 정도 증가했습니다. 이후로 5차 항암치료를 받는 동안 구토와 체중감소 증상은 전혀 없었고, 복용 45일 후에는 재검사 결과 뇌의 종양이 사라지고 위, 척추, 혈관의 암세포 크기가 약 1/3로 줄었으며, 폐의 암세포는 1/2로 줄었다는 것을 알게 되었습니다.

담당 의사선생님마저 드라마 같은 일이라고 매우 놀라워하셨습니다. 현재는 5차 항암치료 후 퇴원한 상태이며, 등산도 다니시고 전에 하셨던 일도 다시 할 수 있을 정도로 힘이 넘치십니다.

임종부(남, 63세, 폐암)

진행성 폐암이며 이미 주변 장기로 암세포가 전이되어 외과적 수술은 불가능하다는 진단을 받고 항암요법과 방사선치료를 함께 받앉습니다. 그러나 항암제로 인한 구토, 탈모, 피로감, 흉통 등 심한 부작용이 나타났고, 방사선치료도 거의 효과가 없었습니다. 얼굴은 생기가 없어졌고, 더불어 희망도 사라졌습니다.

퇴원해서 집에서 자연치유를 하던 중 선배로부터 차병원에서 처방되는 아로니아 C3G와 노유파 지방산을 추천받았습니다. 꼭 이것을 먹어야만 살 수 있을 거라는 생각이 들어서 바로 복용하기 시작했습니다. 아로니아 C3G와 노유파 지방산을 같이 복용한 지 2주 만에 얼굴에 생기가 돌고 식욕도 생기기 시작했습니다.

빠졌던 머리카락도 다시 나기 시작했고 흉통도 서서히 사라졌습니다. 복용한 지 4주 정도가 지나자 외출을 할 수 있었고, 운영하던 가게에 나가 다시 일을 시작할 수 있었습니다. 복용 6주 후에 병원에서 엑스레이와 종양마커 등의 검사를 한 결과 확실히 암의 진행이 중지되고 암세포의 크기가 매우 작아졌다는 사실을 확인했습니다.

이후로 등산과 운동 등으로 몸을 단련하며 가게 일을 한 지 벌써 1년이 되어갑니다. 지금은 제가 삶과 죽음의 갈림길에 섰던 것이 믿기지 않을만큼 건강하게 살고 있습니다. 제게 생명의 기적을 준 아로니아 C3G와 노유파 지방산을 평생 복용한다면 암의 재발 또한 막을 수 있을 거라고 믿고 있습니다.

김윤희(여, 50대, 후두암 피로)

2007년 갑상선암이 발생해 수술을 했으나 암세포가 후두로까지 전이되었습니다. 재수술을 권유받았으나 포기한 상태였죠. 숨을 쉬는 것조차 힘들었던 2010년 9월말, 지인으로부터 암예방에 좋다는 아로니아 C3G를 받았습니다.

그러나 건강식품을 신뢰하지 않던 저는 아로니아 C3G를 미뤄놓았다가 약 한 달 뒤부터 복용하게 되었습니다. 처음 받은 양의 반쯤 먹으니 호전반응이 오기 시작했습니다. 손, 발, 온몸이 가렵기 시작하더니 아침에 눈을 뜨면 피로가 많이 없어진 것이 느껴졌습니다. 손등에 불거진 혈관도 사라졌습니다.

현재는 호전반응을 이겨내고 플라자 상점 직원으로 출근하고 있습니다. 늘 아로니아 C3G에 감사하며 살고 있습니다.

최연숙(여, 39세, 대장암 위암)

3년 전 위암으로 수술과 항암치료, 그리고 방사선치료를 마친 후 꼼꼼하게 정기검진을 했음에도 불구하고 대장암이 발병하였습니다. 대장암 수술 후 요양병원에서 치료를 받은 지 두 달 정도 지나면서 음식만 먹으면 배에 통증이 생기고 가스도 나오지 않고, 그렇게 자주 보던 변이 나오지 않았습니다.

시간이 지날수록 배의 통증은 더욱 심해져 응급실에 입원을 했더니 복막암으로 장폐색증이 왔고, 치료법이 없으니 진통제를 맞으면서 계속 굶으며 지켜보자고 하시더군요. 정말 답답하고, 내가 암 때문에 굶어 죽을 수도 있겠구나 하는 생각이 드니 너무나도 무서웠습니다. 그래서 시아버지께서 주신 아로니아 C3G와 노유파 지방산을 복용하기 시작했습니다. 배가 아파서 물조차 삼키기 힘들었지만 진통제를 맞아가며 꾹 참고 열심히 먹었습니다.

그 전부터 시아버지께서 아로니아 C3G와 노유파 지방산을 권하셨지만 암을 고친다는 식품들이 너무 많아 쉽게 결정하지 못하고 있었거든요. 그러나 암성 통증이 있고나서부터는 아로니아 C3G를 규칙적으로 양을 늘려가며 복용했습니다.

열흘 정도 지나니까 가스가 조금 나오더니 변이 나왔습니다. 너무 기뻐 병원 복도를 링거를 끌고 열바퀴도 더 돌았습니다. 다음날에도 여전히 가스가 잘 나오고 배의 통증도 차츰 없어졌습니다. 한달 후 CT를 찍어보니 복수도 없어지고, 교수님께서도 많이 좋아졌다고 하셨어요. 물론 식사량도 늘었고요.

식사를 하게 되니 항암치료를 할 수 있게 되어서 7차까지 항암치료를 받았습니다. 그러나 본래 항암치료는 암세포를 죽이지만 내 몸에 있는 정상세포도 죽이는 단점이 있어 면역력 저하를 불러옵니다. 내 스스로 암을 이길 수 있는 힘을 더 잃어버리는 것 같아 지금은 항암치료를 중단하고 아로니아 C3G와 노유파 지방산만 열심히 먹으면서 내몸의 면역세포를 더 튼튼하게 만들고 있습니다. 규칙적인 운동과 긍정적인 사고는 기본이고요.

아프고 나서부터 지금까지 제 옆에서 헌신적으로 간호를 해주신 친정어머니도 아로니아 C3G와 노유파 지방산을 갖다주신 시아버지께 감사드리고 있습니다. 암으로 고통받고 있는 환자뿐 아니라 그 가족 모두 예방 차원으로 아로니아 C3G와 노유파 지방산을 복용하시면 좋겠다는 생각입니다.

김정인(여, 61세, 유방암 당뇨병)

저는 61세 된 여성입니다. 39세 때부터 당뇨라는 지병을 갖고 20년이 넘게 당뇨약을 복용하였으며, 당뇨약을 오랫동안 복용하다 보니 오후만 되면 눈에 안개가 낀 것처럼 시야가 잘 보이지 않고 몸 전체가 피로에 흠뻑 젖어 삶의 의욕을 잃고 심한 우울증에 시달렸습니다.

그러던 2008년 3월 중순경, 제게 또 다른 시련이 찾아왔습니다. 오른쪽 가슴에서 딱딱한 몽우리가 발견되어 병원에서 검사를 해보니 유방암2기라고 하네요. 4월 12일 서울대병원에서 수술을 받고, 8번의 항암치료와 한달 반 동안 매일 방사선치료를 받았습니다. 너무 힘겹게 생활을 하고 있을 무렵, 제일 아끼고 사랑하는 후배에게 아로니아 C3G와 노유파 지방산을 전달받고 효과보는 후

배의 따뜻한 마음 때문에 복용을 시작했습니다.

　복용 후 15일이 지나면서 치유반응이 시작되었습니다. 눈을 뜰 수 없을 정도로 눈곱이 끼고 감기몸살처럼 몸이 아프기 시작하더니 가래와 기침으로 밤을 지새워야 했습니다. 사람 몸 속에 이렇게 많은 노폐물이 있을까 싶을 정도로 많은 노폐물들이 나왔습니다. 제일 많이 아프던 어깨와 팔이 더 심하게 아팠으며 손등이 부어 손을 움켜쥘 수도 없었습니다. 엄지손가락이 굽어지지 않아 글씨를 쓸 수도 없을 정도였지요. 정말 심한 치유반응을 겪었지만 그때마다 후배의 독려로 견딜 수 있었습니다. 그러다 보니 벌써 아로니아 C3G와 노유파 지방산을 복용한 지 2년이 되었습니다.

　지금은 책을 읽을 때 안경을 끼지 않아도 될 정도로 눈의 피로가 나아졌으며, 정신과 육체 모두가 깨끗해진 느낌입니다. 수술 후 복용하던 약들은 일체 먹지 않으며, 특히 장복하던 당뇨약도 이제는 복용하지 않아도 생활에 지장이 없을 정도입니다. 어깨와 팔도 좋아져서 운동도 할 수 있고, 손등의 부기도 빠지고 손가락도 마음껏 글씨를 쓸 수 있을 정도입니다.

　저처럼 많은 분들이 아로니아 C3G와 노유파 지방산과 인연을 맺어 질병의 고통에서 해방되길 기원합니다.

김정원(여, 50대, 유방암 위염 아토피성피부염)

50세가 넘어가다보니 주변에서 하나 둘 "종양이다, 암이다"하는 소리를 자주 듣게 됩니다. 친한 친구가 위암수술을 하고 고통중에 있어서 늘 안타까움을 감출 수가 없던 차에 의료보험공단에서 정기검진을 받으라는 안내장이 와서 몇 가지 검사를 해본 결과 자궁상피세포이상, 위와 유방에 종양이라는 검사결과가 나왔습니다.

"빠른 시일 내에 전문의료기관에 방문하시어 추가 검사를 받으시기 바랍니다"라는 형광펜으로 강조한 문구를 보고 나에게는 일어나지 않을 것 같은 청천벽력 같은 일이 벌어진 상황이 참으로 두렵고 답답했습니다.

특히 전문병원에서 유방암을 초음파로 정밀검사한 결과 위험한 상황이며 4개월 후 종양이 커진 상태를 보다가 수술을 하자고 하였습니다. 수술은 간단하다는 의사의 말에 기분이 씁쓸하였고 과거 몇 번의 수술경험으로 공포스러웠던 병원이 너무나 부담스러웠습니다. 더 부담스러운 것은 위내시경검사 후 받은 두툼한 약봉지와 가뜩이나 속이 안 좋아 고통을 받고 있는 중인데 만성위축성위염 및 역류성식도염이란 단어들이 더 고통을 가중시켰습니다.

그러던 차에 지인으로부터 아로니아 C3G정보를 들었습니다. 아로니아 C3G로 말기 암환자나 불치병을 치료한 사례를 듣고 가능성과 희망을 갖게 되었고, 2011월 9월말부터 먹기 시작한 결과

2012년 1월 9일 다시 찾은 유방초음파 결과 종양은 말끔하게 사라지고 아무 것도 없다는 결과가 나왔습니다.

"몇 달전에 검사했을 때는 분명하게 있었는데 왜 지금은 없어요?"라는 나의 질문에 의사는 "없으니까 없다고 하는 겁니다"라고 말했습니다. 그 말에 너무나 날아갈 것 같이 기뻤습니다. 아로니아 C3G의 효능 덕분이었습니다. 우리 딸도 같이 먹었는데 전에 심했던 아토피와 가려움증이 깨끗하게 사라졌습니다. 그리고 항상 안 좋았던 위도 편안해지고 제몸은 아주 건강한 상태가 되었습니다.

최영옥(여, 50대, 갑상선암 자궁암)
저는 갑상선암수술과 자궁적출술, 그리고 또 한 번의 배를 가르는 수술을 하였고 신경이 아주 예민한 편이었습니다. 제가 아로니아 C3G와 노유파 지방산을 먹고 보인 첫 반응은 몸에서 냄새가 나기 시작한 것이었습니다. 그리고 잠이 너무 많이 와서 집에 들어가면 씻지도 못하고 잤는데 아침에는 알람이 울리기도 전에 눈이 떠지고 몸이 아주 가벼워 일어나면 기분좋게 하루를 시작할 수 있었습니다.

평소 아침 일찍 몸이 가볍게 일어나는 것이 소원이었습니다. 그리고 피부가 굉장히 좋지 못했는데 아주 좋아졌고요. 또한 스트레스를 많이 받는 성격이었는데 웬만해서는 스트레스를 잘 받지 않앉고 자궁적출술을 받고 난 후에는 질이 아주 깨끗하다고 생각했는데 그것이 아니고 질액이 하나도 없었는데 지금은 매일 팬티를 갈아 입어야 할 정도가 되었습니다.

그리고 예전에 같이 일했던 친구가 잇몸이 안 좋아서 치아를 빼고 틀니를 하러 간다는 것을 붙잡고 아로니아 C3G를 억지로 권해서 약 열흘 정도를 먹였는데 잇몸에 살이 차오르고 스트레스를 받지 않는다고 합니다.

김요한(남, 50대, 위암 대장파열 당뇨 우울증)
저는 2010년 10월 10일 위암말기 판정을 받고 위를 95% 절제한 후 대장파열로 대수술을 두 번씩이나 하고 몸무게가 38킬로그램이나 빠진 50대 중반의 남자입니다.

수술 전 당뇨가 있었고 사타구니에 호두크기의 혹이 크면서 피로와 스트레스를 크게 느끼고 걸음이 아주 불편했습니다. 무엇보다 우울증과 대인기피증이 가장 심각했습니다. 그러던 중 2012년 3월 5일 아로니아 C3G를 만났습니다. 살고자 하는 마음으로 복용한 지 3일째부터 몸에서 이상한 반응이 나타나기 시작했습니다. 집이 났지만 호전반응이라고 믿고 감사하는 마음으로 먹었습니다.

방귀, 속쓰림, 가려움증, 설사, 감기증상, 부종, 두통 등의 많은 호전반응이 무섭게 나타났습니다. 소변을 보면 기품이 많이 생겼는데 어느 날부터 거품이 없는 색깔이 좋은 소변을 보고 혈당체크를 한 결과 혈당수치가 정상이 되어 지금은 당뇨약을 전혀 먹지 않고 있습니다. 사타구니 혹도 작아져 걸음걸이도 좋아지고 팔다리도 아프지 않아 이제는 활동하는데 전혀 어려움이 없습니다. 숨차는 것도 사라지고 얼굴색도 좋아져 건강이 회복되었다고 주위 사람들이 기쁜 마음으로 축하해주고 있습니다.

이제는 마음대로 움직이며 아로니아 C3G와 노유파 지방산을 홍보하면서 활동하고 일도 열심히 하고 있습니다. 하늘에서 인간에게 내린 지구상 최고의 선물이라고 생각하고 늘 감사하고 고맙게 여기며 살고자 합니다. 저뿐만 아니라 아픈 많은 사람들에게 아로니아와 자연치유의 위대함을 알려주신데 대해 진심으로 감사드립니다.

김성갑(남, 80대, 말기위암 통증 불면)

제가 아는 한 분은 위암말기의 80대 남자분인데 미음도 제대로 못 드시고 통증이 심해서 잠도 제대로 못주무실 정도로 심각한 상태였습니다. 그분 따님으로부터 아로니아 C3G가 암에 좋다는 말을 듣고 전화가 와서 일단 아로니아 C3G 고농축액 샘플 몇 개를 보냈는데 놀랍게도 몇 개를 드신 후에 미음도 드실 수 있고, 통증도 적어져 잠도 이틀째 편히 주무실 수 있게 되었다며 아로니아 C3G와 노유파 지방산을 구입해 드시기 시작했습니다.

단 일주일만에 상태가 많이 호전되어 몇 달동안 못드셨던 밥까지도 드실 수 있을 만큼 호전되는 기적 같은 일이 일어났습니다.

김미순(여, 50세, 유방암 생리통 림프종)
저는 서울 강동에 살고 있는 50세된 주부입니다. 결혼 후 아이를 낳고 30세 때 왼쪽 가슴에서 섬유선종이라는 종양을 떼어냈습니다. 딸아이 역시 고등학교 2학년 때 저와 똑같은 위치에 같은 종양이 생겨 수술을 하게 되었습니다. 여하튼 수술을 했고, 중요한 것은 그 이후 수술한 위치 주변에 작은 종양이 몇 개씩 잡혀서 수시로 초음파 검사를 해왔습니다. 특히 생리 전에는 가슴통증이 심하게 동반되어 딸아이가 무척 힘들어했습니다.

그런데 아로니아 C3G를 2개월 정도 섭취했을 무렵, 아침에 일어나서 저를 보고 대뜸하는 말이 "엄마! 내 가슴 좀 만져봐."하길래 무심코 딸의 가슴에 손을 대보고 제 손을 의심하지 않을 수 없었습니다. 평소에 만져졌던 멍우리가 하나도 없었고, 생리통으로 힘들어 했던 일들이 어느 순간부터 없어졌습니다.

그제서야 깜빡 잊고 있었지만 10여 년 전부터 있었던 목옆 피지에 가만히 손을 대보니 약 7cm정도 크기가 반으로 줄어든 것을 발견하였습니다. 딸과 함께 크게 "대박"을 외쳤고 지금은 자연치유의 마니아가 되어 아로니아 C3G와 세포막 형성에 좋은 노니파 지방산을 함께 섭취하면서 건강을 유지하고 있습니다.

지금은 사랑하는 주변 분들에게 아로니아와 자연치유의 효능을 전달하면서 뿌듯하고 행복하게 생활하고 있습니다. 아픈 모든 분들의 건강에 파이팅을 보냅니다.

서미숙(여, 50대, 자궁근종 우울증 무기력증)
전남대병원에서 검진한 결과 자궁근종이라는 병명이 나와 수술을 해야만 했습니다. 수술 후 생리가 불규칙해지고 생리량이 줄고 생리가 끊기는 증상이 나타났고, 우울증과 무기력증 그리고 여자로서 삶을 다했다는 느낌 때문에 의욕상실 증상까지 나타났습니다.

그러던 중 가까운 언니가 아로니아 C3G를 권해주어 2주 정도 거르지 않고 꼼꼼하게 챙겨 먹은 결과 적은 양이지만 신통하게 생리가 시작되었는데 이상하게도 전에 느끼지 못했던 심한 악취가 났습니다. 생리량보다 어혈덩어리가 더 많이 배출되어 간단한 외출도 못할 정도로 보름동안 심하게 오염된 핏덩어리와 근종덩어리가 나왔습니다.

아로니아 C3G의 호전반응이라고 생각은 했지만 한편으로는 걱정이 되었습니다. 혹시나 하는 마음에 병원에 가서 진료를 받아볼까도 생각했지만 호전반응이라고 믿고 견디었습니다. 그런데 정말 신기할 정도로 20일이 지난 어느 순간부터 초경할 때보다 더 맑은

선홍빛으로 생리색이 변하고 깨끗해졌다는 것을 확실하게 느낄 수 있었습니다.

아로니아 C3G와 노유파 지방산을 복용한 후 몸속 노폐물과 독소가 배출되어 얼굴색도 맑아지고 피부 또한 선명해지고 건조했던 피부도 윤기있게 변해 주변에서 마사지를 받았냐며 물어보기도 합니다. 내 몸에 그 많은 독소와 노폐물이 배출되지 않은 상태로 있었다는 것을 상상조차 할 수 없습니다.

강진안(남, 74세, 대장용종 치질 다한증 심방세동)

항문에 1센티미터 정도 되는 종기가 생겨 걱정 끝에 화곡동 소재 항문외과에서 진찰한 결과 치질진단을 받았습니다. 그때 대장내시경을 한 결과 용종이 발견되어 수술을 권유받았으나 친구의 소개로 알게된 아로니아 C3G와 노유파 지방산을 섭취하고 있던 중이어서 수술을 하지 않았습니다.

그 이유는, 수술은 용종 제거로 끝나지만 아로니아 C3G와 노유파 지방산은 근본적으로 전신세포를 재생할 수 있다는 생각이 들어 복용 쪽으로 생각을 굳힌 거였습니다. 저는 지병으로 심방세동, 다한증, 녹내장 등을 가지고 있었는데 아로니아 C3G와 노유파 지방산을 섭취하면서 대장용종과 치질은 완치되었고, 다한증과 심방세동은 완화되었으며, 눈은 시야가 넓어지고 있어서 전체적으로 몸 전체 세포가 재생되는 것 같은 느낌이 들어 즐겁습니다.

이미순(여, 50대, 양성종양)
약 10년 전 혈전이 뭉친 것처럼 점과 비슷한 것이 뒤쪽 허벅지와 엉덩이 가운데 시커멓게 생겼습니다. 병원에 가지 않고 없애 보려고 점처럼 생긴 부분에 나쁜 피를 빼내는 부항을 시도했습니다. 이후 잠깐 좋아지는가 싶더니 다시 생기더군요. 이번에는 이명래 고약을 붙여보았습니다. 바늘로 구멍을 내어 붙이고 나니, 점처럼 생긴 부분에 물집이 잡힌 듯 부풀어 올랐다가 터지기를 반복한 후 다 나은 것처럼 보였습니다.

그런데 다시 부풀어 올랐던 부분이 터지지 않고 딱딱하게 자리를 잡게 되었습니다. 일상생활에 지장이 있는 상태로 몇 년을 지냈습니다. 골프공보다 크게 자리잡은 혹 때문에 치마만 입어야 했고, 매번 앉을 때마다 불편함과 아픔이 동반되는 상태였습니다.

그러던 때 아로니아 C3G 정보를 듣고 몸 내부에 생긴 종양이 치유되었다면 외부의 종양도 치유될 수 있다는 생각을 하게 되었습니다. 아로니아 C3G를 먹기도 하고 매일 화장솜에 듬뿍 묻혀 혹 부위에 감싸듯 밴드로 24시간 고정시켜놓았습니다. 열흘쯤 뒤부터 혹에서 출혈이 시작되고 이틀 뒤부터 조그만 혈전 덩어리가 나오기 시작하기를 며칠 반복했습니다.

혹 부위는 출혈과 혈전으로 인해 살속까지 깎여나갔고, 이내 살속 깊이 자리잡았던 몸 내부의 종양이라고 할 수 있는 것이 몸 밖으로 빠져나왔습니다. 그 뒤 약간의 출혈이 있었지만 이내 멈추었고, 깊게 패인 상처는 열흘 정도 지난 지금 거의 아물었습니다.

지난 10여년 간의 고통스러웠던 생활에서 벗어나 매우 편한 일상을 보낼 수 있게 된 거죠. 우연한 기회에 찾아온 아로니아 C3G와의 만남 덕분에 거짓말 같은 체험을 하게 되었습니다.

3. 동맥경화·고혈압

동맥경화의 발생

스트레스와 독소로 인한 혈관세포의 산화적 손상 oxidative damage 과 유전자 변이 gene mutation 는 혈관의 자연치유력을 감소시켜 동맥경화질환 심근경색·뇌경색·고혈압·돌연사·협심증 을 유발한다.

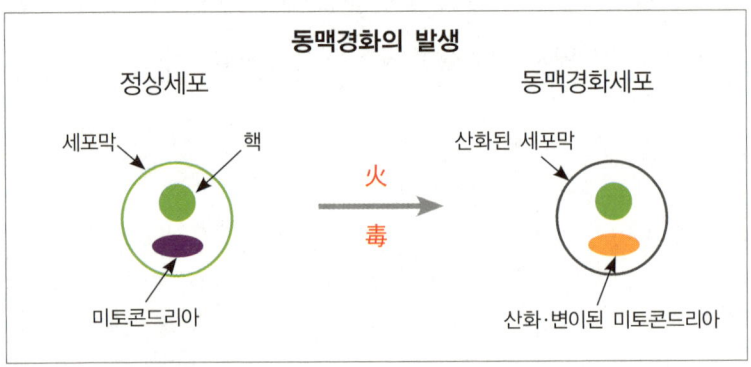

동맥경화에 대한 아로니아 C3G의 치유효과

① 산화콜레스테롤 OX-LDL oxidized –LDL 감소작용

콜레스테롤인 LDL이 유해산소에 의해서 산화되면 혈관손상과 혈관염증을 유발시키는 강력한 혈관독소인 OX-LDL oxidized –LDL 이 된다. 아로니아 C3G는 동맥경화의 주범인 OX-LDL oxidized –LD 의 생성을 강력하게 억제한다.

② C반응단백질CRP C-Reactive Protein 감소작용

CRP는 혈관에 염증이 발생할 경우 간에서 생성되는 단백질로 동맥경화의 대표적인 지표물질이다. 아로니아 C3G는 혈관염증을 신속하게 개선시켜 동맥경화 지표물질인 CRP의 수치를 감소시킨다.

③ 인터류킨-6IL-6 Interleukin-6 감소작용

인터류킨-6는 우리몸에 염증이 발생하면 대식세포에서 방출되는 단백질로써 동맥경화의 지표물질이다. 아로니아 C3G는 혈관염증을 신속하게 개선시켜 동맥경화 지표물질인 인터류킨-6의 수치를 감소시킨다.

④ 산화질소NO nitrogen oxide 생성촉진작용

NO는 협심증의 치료제로 응용되고 있는 강력한 혈관확장물질이다. 아로니아 C3G는 혈관탄력성을 증가시키고 혈관확장물질인 NO의 생성을 촉진시킨다.

⑤ 이소프로스탄Isoprostanes 생성억제작용

이소프로스탄은 혈관세포가 산화될 때 발생하는 과산화지질이다. 이 물질은 혈액 속으로 방출되어 혈관의 연쇄산화를 촉진시킨다. 아로니아 C3G는 혈관염증을 유발하는 이소프로스탄의 생성을 강

력하게 억제한다.

⑥ 안지오텐신전환효소 ACE angitensin converting enzyme 합성억제작용
ACE는 혈관을 수축시켜 혈압을 상승시키는 효소물질이다. 아로니아 C3G는 상승한 ACE를 감소시켜 고혈압으로부터 혈관을 보호한다.

⑦ 혈관흡착분자 VCAM vascular cell adhesion molecule, 세포접착분자 ICAM intercellular adhesion molecule 감소작용
VCAM·ICAM은 혈관이 손상될 때 발생하는 면역글로블린의 일종이다. 산화스트레스로 과량 생성된 이 항체들은 혈전을 생성하는 주요한 원인이 된다. 아로니아 C3G는 VCAM·ICAM의 수치를 감소시켜 혈전을 방지하는 역할을 한다.

⑧ 단구주화성단백질 MCP-1 monocyte chemoattractant protein-1 감소작용
MCP-1은 혈관이 손상될 때 발생하는 대식세포유인단백질이다. 산화스트레스로 과량 생성된 이 단백질은 혈전생성을 촉진시킨다. 아로니아 C3G는 MCP-1의 수치를 감소시켜 혈전을 예방한다.

⑨ 유전자 DNA 복구작용
혈독에 의한 혈관세포의 유전자 손상은 심각한 혈관염증과 동맥경

화증을 유발한다. 아로니아 C3G는 DNA복구효소를 정상화시키는 세포신호전달분자CSM cell signaling molecule로 작용하여 손상된 혈관세포의 유전자DNA를 신속하게 복구시킨다.

⑩ 다능 성체줄기세포 MAPC multipotential adult progenitor cell 활성화작용
MAPC는 혈관세포를 만드는 강력한 다능 성체줄기세포다. MAPC가 부족하면 혈관염증이 악화되어 동맥경화와 심각한 뇌·심혈관질환을 초래한다. 아로니아 C3G는 MAPC를 활성화하여 동맥경화증의 근본적인 예방과 치료에 필수적인 혈관세포를 공급한다.

⑪ 부작용·내성이 없어 장기간 사용해도 안전하다.

관련논문
"Combination therapy of statin with **aronia C3G** enhanced reduction cardiovascular risk markers in patients after myocardinal infarction" Aterioscelosis 194 (2007)
"Effect of **aronia C3G** on platelet superoxide production and aggregation in atherosclerosis" Physiology and Pharmacology (2007)
"**Aronia C3G** inhibits endothelial progenitor cells senescence induced by OX-LDL" Journal of Clinical Lipidology (2007)

이순하(여, 60대, 고혈압 관절염)

저는 아로니아 C3G를 9월부터 먹었습니다. 보이는 것에 비해 몸이 많이 허약하고 아픈 곳이 많았습니다. 관절이 나빠서 외출하고 집에 돌아오면 무릎이 부어서 잘 걷지도 못하고 앉지도 못하는 고통에 시달렸습니다. 아로니아 C3G를 먹고 나서는 언제 그랬냐는 듯이 아팠던 무릎 통증이 없어졌습니다.

아로니아를 먹고 면역반응이 빠르게 나타났습니다. 저희 남편은 해병대 출신으로 베트남을 다녀와서 고엽제 후유증으로 많이 힘들어 하고 있었습니다. 그런 남편에게 아로니아를 권했더니 처음에는 화를 냈습니다. 그래도 좋은 거니 먹어보라고 했고, 먹기 시작하면서 더 증상이 심해지는 듯했습니다. 잠을 못자고 가려움도 심해지더니 어느 순간 가려움증이 없어졌다고 했습니다.

그러면서 저와 남편은 아로니아 C3G를 더 열심히 챙겨 먹었습니다. 둘다 혈압이 높아서 혈압약을 매일 먹었는데 지금은 혈압약을 끊은 지 3개월이 지났습니다. 그리고 저는 하지정맥도 있었는데 어느 샌가 없어졌습니다.

좋은 거라며 챙겨먹던 아로니아 C3G가 정말 몸을 건강하게 만들어 주었습니다. 저희 가족은 이제 아로니아가 없으면 못살 정도로 팬이 되었습니다.

박희영(여, 55세, 고혈압 심근경색)

고혈압, 심근경색으로 병원에서 처방받은 혈압약, 혈전용해제 등을 6년간 복용하고 있었습니다. 최근에 왼쪽팔이 저리면서 어지럽고 글씨가 제대로 써지지 않아서 검사한 결과 뇌경색 진단을 받았습니다. 또한 하루에 한 번 정도 심장이 찢어질 것 같은 통증을 경험하곤 했습니다.

친구의 소개로 알게된 아로니아 C3G를 복용한 지 2주 후에 어지러움과 손저림 증상이 사라졌으며, 복용 6주만에 혈압이 정상으로 돌아왔습니다. 뿐만 아니라 아로니아 C3G를 복용한 후로 단 한 번도 심장 통증을 경험하지 않고 있습니다.

계속해서 아로니아 C3G을 복용할 예정입니다. 먹기 전에는 반신반의 했지만 이제는 아로니아 C3G의 효과를 100퍼센트 확신하고 있습니다.

홍영표(여, 60세, 고혈압 시력약화 혈관염 축농증)

아로니아 C3G를 복용한 지는 3개월 정도 됐습니다. 저는 유전적으로 혈압이 있어 혈압약을 10년째 먹어왔습니다. 하지만 지난달에 끊었습니다. 아로니아 C3G를 먹고 혈압수치가 정상으로 돌아왔기 때문입니다. 노화로 인해 시력도 나빴는데 아로니아 C3G를 먹고 좋아졌습니다. 작은 글씨는 잘 보이지 않았는데 이제는 바늘구

멍에 실을 꿸 정도로 시력이 좋아졌습니다.

제 지인 중 한 분은 혈액에 염증이 생기는 희귀병을 앓고 있습니다. 그래서 조그마한 상처가 나도 상처가 커지고 심해지면서 잘 낫지 않습니다. 이런 희귀병을 30년 동안 안고 살아온 사람입니다. 그분에게 지난달에 아로니아 C3G를 드렸습니다. 한 달 정도 드시더니 몇 년이 지나도 낫지 않던 상처에서 새살이 올라오기 시작했습니다.

그리고 코에 축농증이 있어서 아로니아 C3G를 코에 넣었더니 염증냄새가 없어지고 축농증이 완화되었다고 합니다. 인터넷사이트에 희귀병 환자들의 모임이 있다고 하는데 아로니아 C3G를 먹고 병이 완화되면 모임에 있는 분들에게도 전해드리고 싶다고 하십니다.

강원준(남, 74세, 동맥경화 협심증)
지난 해 7월 초순이었습니다. 제 안사람이 갑자기 가슴을 쓸어안으며 통증을 호소했습니다. 어느덧 7월 하순쯤 되었는데 아내의 가슴통증이 종전에 비해서 훨씬 심해져 병원에 가야 할 상황이 되었습니다.

그때 우연인지 천운인지 장봉근 원장님을 소개받게 되었고 폴란드산 아로니아 C3G와 노유파 지방산이 심혈관질환과 동맥경화에 탁월한 효능이 있으며, 그 외에도 당뇨와 심지어 암을 치료하는

용도로 연구결과가 나와 특허를 출원한 상태라는 이야기를 들었습니다.

세상에 이토록 여러 종류의 병에 전방위적인 효력을 갖는 약도 있단 말인가? 제가 아는 상식으로는 도무지 이해가 되지 않았지만 다급한 맘에 아로니아 C3G와 노유파 지방산을 구입하여 안사람에게 복용하도록 하였습니다.

섭취한 지 2~3일 후부터 가슴이 편해졌다는 말을 들을 수 있었습니다. 그래서 섭취량을 두 배로 늘려서 일주일간 먹은 결과 상당한 효과를 볼 수 있었는데, 진통횟수가 줄고 통증시간이 짧아졌습니다. 그로부터 1개월 후에는 통증이 완전히 없어졌습니다.

완전 감동이었습니다. 안사람만 좋아진 것이 아니고 저 역시 아로니아 C3G의 마니아가 되어 열심히 섭취한 결과, 만 3개월 만에 근 10년 동안 복용했던 고혈압약을 중단할 만큼 개선되었습니다.

4. 뇌신경질환

뇌신경질환의 발생

스트레스와 독소로 인한 뇌신경세포의 산화적 손상 oxidative damage 과 유전자 변이 gene mutation 는 뇌신경세포의 자연치유력을 감소시켜 만성 난치성 뇌신경손상 치매·뇌경색·종양·정신질환 을 유발한다.

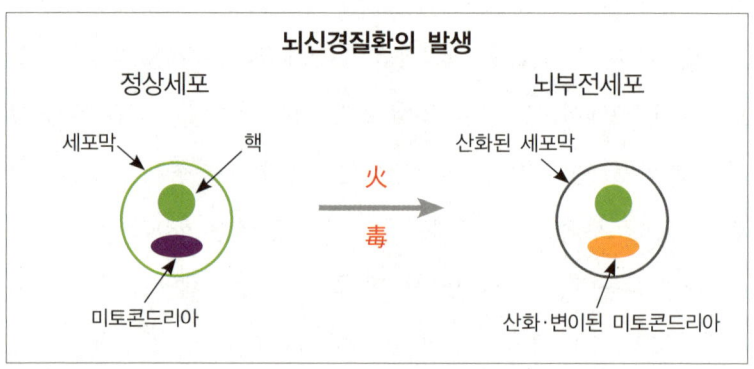

뇌신경질환에 대한 아로니아 C3G의 치유효과

① 신경독소 제거작용

혈액독소에 의해서 뇌신경세포의 단백질이 손상되면 알츠하이머 및 파킨슨 치매가 발병한다. 아로니아 C3G는 치명적인 신경독소를 직접 제거하여 다양한 유형의 치매를 강력하게 예방한다.

② 유전자DNA 복구작용

뇌신경세포의 유전자가 손상되면 다양한 뇌신경질환치매·뇌경색·종양·정신질환이 발생한다. 아로니아 C3G는 DNA복구효소를 생성하는 강력한 세포신호전달분자CSM cell signaling molecule로 작용하여 뇌신경세포의 손상된 유전자DNA를 신속하게 복구시킨다.

③ 항산화효소SOD superoxide dismutase 생성촉진작용

유해산소는 뇌신경세포의 치명적인 손상을 유발한다. 아로니아 C3G는 생체 항노화효소인 SOD의 생성을 촉진시켜 유해산소를 완벽하게 제거한다.

④ 유해금속 제거작용

과량의 금속이온Fe·Cu·Zn과 중금속Pb·As·Hg은 심각한 뇌신경손상을 유발한다. 아로니아 C3G는 과량의 금속이온과 중금속을 흡착하여 체외로 배출시키는 작용을 한다.

⑤ 다능 성체줄기세포MAPC multipotential adult progenitor cell 활성화작용

정상인의 경우 매일 손상되는 뇌신경세포는 50만 개 정도이며 환자의 경우 200만 개가 넘는다. 뇌신경 줄기세포로부터 뇌세포가 보충되지 않으면 뇌기능은 급격하게 저하된다. 아로니아 C3G는 MAPC

를 활성화시켜 손상된 뇌세포를 신속하게 보충한다.

⑥ 부작용·내성이 없어 장기간 사용해도 안전하다.

관련논문
"Therapeutical Properties of **aronia C3G**" Farmacja Polska (2001)
"**Aronia C3G** and their antioxidant activity" Eurofood (2005)

이영희(여, 62세, 파킨슨)
2009년 2월 연산동 신경과 병원에서 파킨슨 진단을 받았습니다. 어떤 충격을 받았느냐고 의사 선생님께서 물으셨어요. "어느날 아침에 전화 한 통을 받고 큰 충격을 받았지요"라고 말하자 "갑자기 큰 스트레스를 받으면 이런 질병이 옵니다. 편안하게 마음을 가지십시오"라고 의사선생님이 말씀하셨습니다.

   그 때부터 할 수 있는 것은 다 해보았습니다. 2012년 12월 18일에 백석구 사장님을 만났습니다. "사장님이 당뇨로 고생하고 있는 걸 아는데, 근데 웬일입니까? 사장님 얼굴이 너무 좋아졌어요. 뭘 잡수셨습니까?" 하니 '아로니아와 자연치유'란 책자를 보여주셨습니다. 안토시아닌이 아사이베리보다 300배 많다는 수치를 보고 깜짝 놀랐습니다. 좋아질 수 있다는 희망이 들었습니다.

1월 12일에 서울 양재에서 '아로니아와 자연치유 세미나'를 들어보니 더욱 더 확신이 들었습니다. 1월 26일 동래에서 백사장님을 다시 만났을 때 너무나 좋아진 백사장님을 보고 그때부터 아로니아 C3G와 노유파 지방산을 먹기 시작했습니다.

　처음에 양을 적게 먹으니 별다른 변화가 없어서 일요일부터 양을 많이 늘렸더니 다음날 새벽에 난리가 났습니다. 화장실에 급히 가보니 앉을 틈도 없이 폭탄같이 쑥 쏟아졌습니다. 장에 쌓인 노폐물이 배출되기 시작한 것입니다.

　그때부터 파킨슨 증세가 더 심해졌습니다. 매일매일 더 떨리고 어깨부터 발끝까지 신경이 당겨 오른쪽 한쪽이 누워도 고통, 앉아도 고통이었습니다. 한 자리에 잠깐도 있을 수가 없었습니다.

　그때 기적이 일어났습니다. 매일 진행되던 것이 멈추고 조금씩 좋아진 것입니다. 이제는 다리도 덜 당기고 팔도 덜 당기고, 글씨를 쓰려고 하면 잘 쓸 수도 없었는데 지금은 글씨도 잘 씁니다. 너무 감사합니다. 원장님 참 감사합니다.

이흥선(남, 63세, 뇌부전 신부전)
7년 전 화장실에서 야구방망이로 내리침을 당한 것 같이 퍽 하고 쓰러진 후 똑같은 현상이 나타나 쓰러져 병원으로 갔습니다. 태국에서 혼자 살고 있어 뇌수술을 하지 않으면 안 된다 히였으니 대국의 열악한 의료환경을 알고 있었기에 수술을 거부하고 있던 차에 한국에 돌아와서 아로니아 C3G를 만났습니다.

이미 15년 전에 심장에는 스탠트가 3개 박혀있었고, 오른쪽 다리혈관이 막혀 썩어 들어가니 절단을 해야 한다는 청천벽력 같은 진단이 내려져 있었고, 하지정맥은 뱀이 또아리를 틀어놓은 것 같이 심하게 정맥류가 진행되고 있었던 상태였습니다.

일산 암센터에 MRI 검사결과 11번과 12번 등뼈 사이가 부러져 있다는 결과가 나왔고 "어떻게 이런 사람을 걸려서 데리고 올 수가 있었냐"며 당장 입원하여 수술수속을 받으라는 의사의 진단이 있었지만, 상의해보겠다고 하고 집으로 와서 그때부터 아로니아 C3G와 노유파 지방산을 열심히 섭취했습니다.

새까만 변이 매일 나왔고 체중은 두 달에 10kg이 빠지면서 혈압이 정상으로 돌아왔고, 하지정맥은 반 이상이 없어지고 오른쪽 혈관이 막혀 새까맣던 것이 무릎밑에까지 내려가면서 혈관색도 점점 옅어져 빨간색으로 변해갔습니다.

9개월이 지난 지금은 아주 정상적인 상태로 좋아졌습니다. 아직 다리는 조금 끌고 있지만 주위 분들 말씀이 "새 신랑이 되었다"고 합니다. 아로니아 C3G와 노유파 지방산을 개발해주신 JBK자연의학연구소 장봉근 원장님에게 진심으로 감사합니다. 그리고 다시 사는 내 삶에 하느님께 감사합니다.

박순분(여, 60세, 뇌신경손상 안면대상포진)

15년을 녹십초알로에에서 일하면서 몸에 좋은 것을 많이 먹었습니다. 해외도 안간 곳 없이 많은 곳을 돌아다니며 몸에 좋다는 것들을 먹어왔습니다. 하지만 15년 동안 좋은 것만 먹었는데도 4년 전에 얼굴 전체에 대상포진증상이 왔습니다. 바이러스균이 들어오면서 인중이 오른쪽으로 돌아갔습니다. 한쪽 눈도 거의 반이 감겼습니다. 일하던 곳에서도 더 이상 일을 못하게 되었습니다.

4년 동안 일도 못하고 쉬면서 매일 약을 지어다 먹은 금액이 8천만 원이나 들 정도였습니다. 하지만 왼쪽으로 풍이 오기 시작했습니다. 그 후로 고민이 많았습니다. 어떻게 해야 살 수 있을지…. 그러던 중 7개월 전에 아로니아 C3G를 접하게 되었습니다. 밑져봐야 본전이라는 생각을 하고 먹기 시작했습니다.

먹기 시작하면서 면역력이 높아지고 건강해졌습니다. 지금 6병째 먹고 있는데 왼쪽 전체에 왔던 풍이 사라지고, 인중으로 붙었던 입도 서서히 정상으로 되돌아오기 시작했습니다. 정말 신기할 정도입니다. 이것을 본 가족들도 아로니아 C3G를 먹고 있습니다. 이렇게 아로니아 C3G로 인해 저희 가족은 잔병없이 건강해졌습니다.

5. 눈질환

눈질환의 발생

스트레스와 독소로 인한 눈세포의 산화적 손상 oxidative damage과 유전자 변이 gene mutation는 눈세포의 자연치유력을 저하시켜 다양한 만성 난치성 눈질환 시력약화·백내장·황반변성·녹내장·망막증을 유발한다.

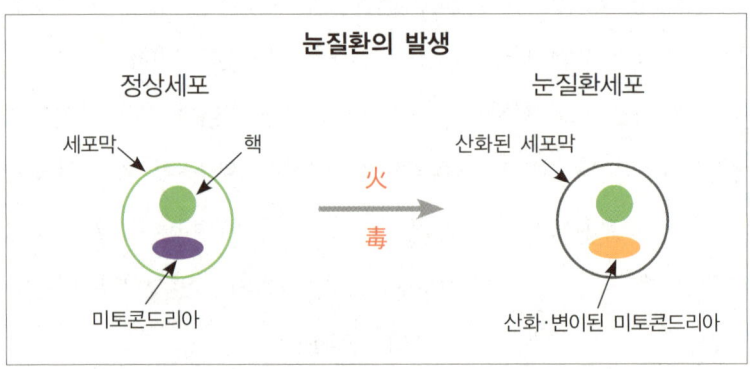

눈질환에 대한 아로니아 C3G의 치유효과

① 눈독소 제거작용

유해산소와 산화독소는 눈세포의 심각한 손상을 유발한다. 아로니아 C3G는 각종 스트레스로부터 발생하는 유해산소와 산화독소를 신속하게 제거시켜 눈세포를 보호한다.

② 눈물샘 활성화작용

아로니아 C3G는 손상된 눈물 분비샘을 복구시켜 안구건조증을 개선시키는 작용을 한다.

③ 로돕신 생합성촉진작용

로돕신은 야간시력을 유지시키는 중요한 눈색소다. 아로니아 C3G는 망막세포의 세포신호전달분자CSM cell signaling molecule로 작용하여 로돕신의 생합성을 촉진시킨다.

④ 유전자DNA 복구작용

수정체·망막세포·황반의 유전자DNA 손상은 치명적인 백내장·녹내장·망막증·황반변성을 유발한다. 아로니아 C3G는 세포신호전달분자CSM cell signaling molecule로 작용하여 시세포의 손상된 유전자DNA를 복구시키고 새로운 눈세포를 생성시킴으로써 백내장·녹내장·망막증·황반변성을 개선시키는 작용을 한다.

⑤ 다능 성체줄기세포MAPC multipotential adult progenitor cell 활성화작용

산화독소와 혈독에 의하여 파괴된 눈세포는 백내장·녹내장·망막증·황반변성 등으로 악화된다. 아로니아 C3G는 MAPC를 활성화시켜 손상된 눈세포를 신속하게 보충한다.

⑥ 부작용·내성이 없어 장기간 사용해도 안전하다.

관련논문
"Therapeutical Properties of **aronia C3G**" Farmacja Polska (2001)
"**Aronia C3G** inhibits endothelial progenitor cells senescence induced by OX-LDL" Journal of Clinical Lipidology (2007)

권오직(남, 50대, 녹내장 백내장 망막증 당뇨 고혈압)
저는 수원에 사는 50대 초반의 남성입니다. 20여 년 전에 당뇨병 확진을 받고 병원치료를 받아왔습니다. 당시에는 몸무게가 76킬로그램 정도였는데 시간이 지나면서 10킬로그램 이상 줄어들었고, 약 5년 전에는 여러 가지 사정으로 10개월간 혼자 지내게 되면서 업무 과중과 심한 스트레스 때문에 체중이 47킬로그램까지 줄게 되었습니다.

그리고 만성 고혈압과 당뇨 합병증으로 손발이 저리고 다리에 쥐가 나며 시력이 저하되어 병원을 더 자주 찾게 되었습니다. 병원을 자주 찾다 보니 많은 약을 복용하게 되고, 그러다 보니 구토, 변비, 어지럼증 등 고통 속에서 지내왔습니다.

특히 시력은 날이 갈수록 떨어져서 의사의 권유대로 여러 치료를 받다가 2010년 3월에는 수술까지 받게 되었습니다. 안구건조증, 백내장, 당뇨성녹내장, 망막박리증의 병명을 갖고있던 저는 시력 회복보다는 실명을 최대한 늦추기 위한 수술을 받게 된 거죠. 그러나 수술 한 달 후 퇴원할 때에는 이미 왼쪽 눈은 보이지 않았고 오른쪽 눈만 겨우 1미터 이내의 사물을 구분할 수 있을 정도였습니다.

내 문제가 아닐 것 같던 장애가 어느덧 나의 현실이 되어 있었습니다. 도저히 인정할 수가 없더군요. 앞을 보지 못한다는 절망감은 저를 더욱 실의에 빠지게 했고, 사업마저 더 이상 운영할 수 없어 집에서 하루하루를 견뎌내는 일상이었습니다.

그때 아내가 권해 아침저녁으로 눈에 좋은 것이라면서 먹기 한 것이 아로니아 C3G였습니다. 처음에는 무엇인지도 모르고 먹었는데 한달쯤 지나니 눈물이 나오고 가래가 나오기 시작했습니다. 먹기 시작한 지 두달 쯤 되었을 때 제가 먹는 것이 아로니아 C3G라는 것을 알게 되었고 그 후에는 제가 직접 챙겨서 먹었습니다. 마시는 양도 약간씩 늘이기 시작했습니다.

하지만 코피가 나오고 머리, 얼굴 등에 뾰루지가 나는 등 호전반응이 심하게 나타났습니다. 그렇게 아로니아 C3G를 마신 지 3개월쯤 지났을 때, 어느날 아침 눈을 떠 습관적으로 창문을 보니 뿌옇던 창틀이 선명하게 보이더군요. 너무 놀라 벌떡 일어나 창가로 가서 밖을 보니 건너편 아파트의 윤곽이 보이고 벽에 쓰인 동 표시 숫자가 눈에 들어왔습니다. 그 기쁨은 말로 표현할 수가 없었습니다. 가슴 벅찬 감격이었습니다.

이후로 더욱 더 아로니아 C3G를 찾아서 먹게 되었고 시력이 조금씩 계속 좋아짐을 느낄 수 있었습니다. 지금은 많이 좋아진 상태여서 당뇨, 고혈압약을 복용하지 않으면서 눈에는 안약만을 넣고 있습니다.

최근에는 혼자 엘리베이터를 타야 하는 경우가 있었는데, 엘리베이터의 숫자판이 보여 너무 기뻤습니다. 누구나 쉽게 할 수 있는 것이라 생각되지만 저에게는 너무나 큰 기쁨이었습니다. 요즘은 제가 직접 체험한 아로니아 C3G를 다른 분들께도 알려야겠다는 사명감을 느낍니다. 저는 이제 아로니아 C3G 마니아가 되었습니다.

하숙자(여, 76세, 황반변성 아토피성피부염)
전주에 사는 76세 할머니입니다. 저는 눈이 안 좋은 데다 건강보조식품을 잘못 먹은 탓에 엄청난 아토피성피부염을 1년3개월 앓았습니다. 이마는 검은 자주빛에 가까웠고 온 얼굴은 붉고 부스럼이 올라와 표피가 들고 일어나 얼마나 지저분했는지 모릅니다. 호랑이 가죽 같고 거북이 등 같다는 말을 듣고 살았습니다. 누구도 상상할 수 없는 가려움증에 시달리면서 늘 손은 얼굴을 긁고 있었습니다. 어깨 밑으로 떨어져 있는 부스럼 가루들이 허옇게 쌓여 보는 이로 하여금 몹시 불쾌감을 갖게 하였습니다.

이 피부병을 나으려고 먹은 약들이 더 독이 되어 결국 치명적인 급성황반변성에 걸리게 되었습니다. 피부는 더욱 부어 오르고 눈이 더욱 나빠졌습니다. 해를 지나 지인으로부터 아로니아 C3G를 소개 받고 꼼꼼하게 검토한 끝에 음용하기 시작하였습니다. 저는 욕심을 내어 빨리 낫고자 충분히 많이 먹었습니다. 한 달에 세 병을 먹었고 당근주스와 같이 먹었으며 노유파와 크로마틴 자연요법을 활용하였습니다.

두 달 후 얼굴이 제 모습을 찾게 되었습니다. 붉은빛이 많이 없어지고 부스럼이 사라지면서 새살이 나오기 시작했고, 거북이 등처럼 골지고 패였던 부분이 자연스럽게 나아지기 시작했습니다. 3개월이 지나면서 자연스런 피부를 갖게 되었고 이마도 90퍼센트가 회복되었습니다.

놀라운 것은 눈이었습니다. 흰자위의 뿌연 막이 걷히면서 초점을 찾기 시작했고 목소리로 구분하던 사람들의 모습이 조금씩 드러나기 시작했습니다. 소경이 될 수 밖에 없었던 눈이 좋아지기 시작한 것입니다.

또 하나는 얼굴에 아로니아 C3G로 마사지를 하다보니 이마 부위의 흰머리가 어느 순간에 많이 없어지기 시작한 것도 놀랍습니다. 가리마 부분보다 이마 부위가 먼저 하얘지는데 지금은 가리마 부분이 훨씬 하얘져 있습니다. 10년은 젊어보이게 됐어요. 너무 기분이 좋습니다.

앞으로도 꾸준히 음용하고 자연요법을 실천하여 황반변성환자들의 절망을 제 자신을 통하여 희망으로 바꾸는 아로니아 전도사 역할을 하며 살아갈 것입니다. 아로니아 파이팅!

이미숙(여, 50세, 안구악성건조증)
제가 아로니아 C3G와 노유파 지방산을 접하게 된 동기는 친구의 권유 덕분입니다. 처음에는 믿음이 가지 않아 2개월 동안 아로니아 C3G와 노유파 지방산을 섭취중인 친구를 지켜보았습니다.
그런데 눈에 띄게 피부색이 좋아지고 갱년기 증상이 사라지는 것을 보고 이 제품을 받아들였습니다. 제 경우는 악성안구건조증으로 눈을 뜰 수 없을 정도로 힘들었는데 이 제품을 먹기 시작한 지 두 달보름만에 눈의 피로감과 통증이 사라졌습니다.
그리고 대학교 4학년인 우리 아들도 환절기마다 비염과 알레르기증상으로 고생을 많이 했는데 역시 말끔히 치유가 되었습니다. 저는 앞으로도 계속 아로니아 C3G와 노유파 지방산으로 건강을 지킬 생각입니다.

곽호일(남, 57세, 시력약화)
저는 57세 된 남성입니다. 10여 년 전부터 시력이 좋지 않아 돋보기를 쓰지 않으면 신문을 볼 수 없을 정도였습니다. 10개월 전부터 아로니아 C3G를 먹게 되었는데 처음 일주일 정도가 지나자 눈에 눈곱이 심하게 끼어 손수건에 물을 묻혀가지고 다니며 닦을 정도였습니다.

한 달 정도 지나면서 눈곱이 없어지고 눈이 밝아지면서 이제는 안경을 쓰지 않고도 책을 볼 수 있게 되었습니다. 이제는 맑은 눈으로 책을 읽을 수 있게 되어 너무 좋습니다.

6. 당뇨병

당뇨병의 발생

스트레스와 독소로 인한 췌장세포와 근육세포의 산화적 손상 oxidative damage과 유전자 변이 gene mutation는 인체의 자연치유력을 감소시켜 만성 난치성 당뇨병인슐린의존성 당뇨병·수용체내성 당뇨병·스트레스성 당뇨병과 당뇨합병증망막증·족부궤양·신부전·간부전·심부전을 유발한다.

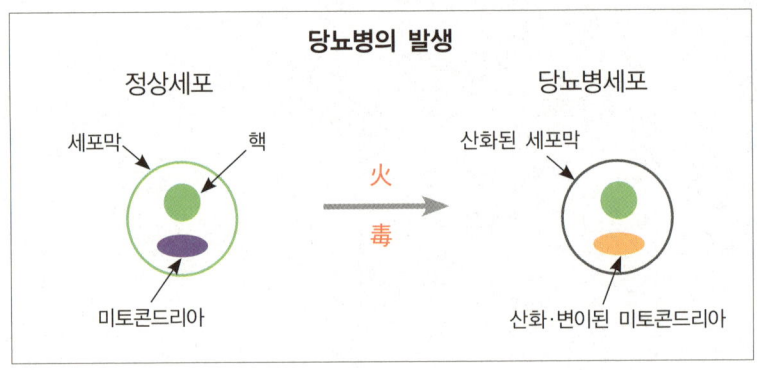

당뇨병에 대한 아로니아 C3G의 치유효과

① 췌장독소 제거작용

혈액독소, 즉 혈독은 인슐린을 분비하는 췌장의 베타세포를 손상시키는 당뇨병의 원인물질이다. 아로니아 C3G는 당뇨병을 유발하는 다양한 혈독을 신속하게 제거하여 췌장과 인슐린 분비혈관을 보호한다.

② 아디포넥틴adiponectin 증가작용

아디포넥틴adiponectin은 근육 세포막에 존재하는 인슐린 수용체 insulin receptor의 감도를 증가시키는 물질이다. 아로니아 C3G는 인슐린 수용체의 저항성을 개선하는 혈중 아디포넥틴adiponectin의 수치를 증가시켜 혈당을 정상화시킨다.

③ 인슐린 분비 증가작용

췌장의 베타세포와 인슐린을 분비하는 미세혈관이 손상되거나 수축되면 인슐린 분비량이 감소한다. 아로니아 C3G는 손상된 췌장세포와 수축된 인슐린 분비혈관을 신속하게 복구시켜 감소된 인슐린 분비량을 정상화시킨다.

④ 최종당화산물AGE advanced glycation end products 생성 억제작용

AGE은 치명적인 당뇨합병증백내장·망막증·신경증·족부궤양·신염·동맥경화을 유발하는 주범이다. 아로니아 C3G는 AGE의 생성을 억제하고 분해를 촉진하는 물질로 작용하여 당뇨합병증을 효과적으로 예방한다.

⑤ 유전자DNA 복구작용

혈독에 의한 췌장세포의 유전자 손상은 치명적인 당뇨병을 유발한다. 아로니아 C3G는 DNA복구효소를 정상화시키는 강력한 세포

신호전달분자CSM cell signaling molecule로 작용하여 손상된 췌장세포의 유전자DNA를 신속하게 복구시킨다.

⑥ 다능 성체줄기세포MAPC multipotential adult progenitor cell 활성화작용
췌장과 중요한 조직세포에서는 MAPC가 발견된다. 아로니아 C3G는 MAPC를 활성화시켜 당뇨병 및 합병증의 근본적인 예방·치료에 필수적인 췌장 및 조직줄기세포를 공급한다.

⑦ 부작용·내성이 없어 장기간 사용해도 안전하다.

관련논문
"Influence of **aronia C3G** on the course of experimental diabetes"
Herba polonica (1999)
"Effect of **aronia C3G** on course of experimental pancreatic"
Merkuriusz lekarski (2000)
"**Aronia C3G** inhibits endothelial progenitor cells senescence induced by OX-LDL" Journal of Clinical Lipidology (2007)

김영순(여, 53세, 당뇨병 피로감 침침함)

5년 전 당뇨 진단을 받고 계속해서 병원에서 경구용 혈당강하제를 처방받아 복용하고 있었습니다. 처방약은 빼놓지 않고 복용했는데도 피로감이 심해지면서 눈이 침침하고 체중이 5킬로그램 가량 감소해 병원에서 혈당체크를 한 결과 공복혈당이 220이 나왔습니다.

담당의사 소견으로는 당뇨약에 내약성이 생기면 약이 잘 듣지 않을 수 있다면서 다른 약을 추가로 처방해주었지만 증상은 그다지 개선되지 않았습니다. 병원에서는 인슐린 주사가 남은 유일한 방법이라고 설명을 해줬지만 인슐린주사를 한 번 맞으면 계속 맞아야 된다고 해서 일단 먹는 약과 운동요법을 해보기로 했습니다.

평소 잘 아는 친구에게 인슐린주사를 맞아야 할 것 같다고 했더니 그 친구가 아로니아 C3G와 노유파 지방산을 소개해 주면서 아로니아 C3G에 들어있는 C3G라는 색소성분이 당뇨에 특효라면서 적극 권장했습니다. 평소에 믿을만한 친구였기에 아로니아 C3G와 노유파 지방산을 바로 구입해서 복용하기 시작했습니다.

너무 신기하게도 복용한 지 하루만에 피로감과 눈의 침침함이 사라지기 시작했습니다. 복용한 지 15일째에 체중은 2킬로그램 늘었으며 공복혈당은 140으로 떨어졌습니다. 물론 피로감과 침침함은 거의 사라졌습니다. 거짓말처럼, 복용한지 한 달도 못 되어 체중은 원래대로 회복되었으며 공복혈당은 110으로 정상이 되었습니다.

아로니아 C3G와 노유파 지방산을 복용한 것 외에 특별히 다르게 행한 것이 없기 때문에, 이렇게 몸이 좋아진 것은 100퍼센트 아로니아 C3G와 노유파 지방산 덕분이라고 생각하며 앞으로도 계속해서 복용할 생각입니다.

최길구(남, 60세, 당뇨병 간기능저하)
잦은 음주와 흡연, 그리고 집안의 유전적인 요소가 결부되어 20년 이상 당뇨와 합병증을 앓았습니다. 혈당수치는 360~420 사이였으며 병원에서는 입원치료를 권했습니다.

그 즈음 아로니아 C3G를 접하게 되었고 반신반의하면서 제품을 구매해 복용하게 되었습니다. 복용 일주일 정도가 지나자 간기능 저하 때문에 늘상 느꼈던 피곤함이 차차 사라지더니, 꾸준히 복용한 지금은 혈당 수치가 94~200 정도를 유지하게 되었습니다.

요즘은 아로니아 C3G가 내몸의 자연치유를 가져올 것이라는 확신을 가지고 열심히 복용하고 있습니다.

오성란(여, 62세, 당뇨병 고혈압)
15년 전 혈압도 별로 없고 당뇨만 약간 있었는데 뇌출혈로 여의도 성모병원에서 수술받고 반신이 마비되었습니다. 당시 먹던 약을 15년간 복용하면서 합병증으로 우울증, 관절염, 고혈압, 당뇨 등이 점점 더 심해져만 갔습니다.

그러던 어느 날 친구의 소개로 알게 된 아로니아 C3G와 노유파 지방산 두 가지를 약 3개월간 복용하여 혈압과 혈당이 정상으로 돌아왔고, 피부와 혈색도 좋아지면서 우울증도 말끔히 사라졌습니다.

몸과 마음이 건강해지고 15년간 복용하던 약을 중단하게 된 것이 제일 기분 좋은 일입니다. 항상 진심으로 상담해주신 JBK자연의학연구소 장봉근 원장님께 감사합니다.

김귀옥(여, 65세, 당뇨병 고혈압)
65세 된 주부입니다. 20여 년 전부터 고혈압과 당뇨로 고생을 하며 약을 먹었습니다. 그러던 10개월 전 아로니아 C3G를 알게 되어 복용하게 되었습니다.

3~4개월 정도 지나면서 높았던 혈압과 혈당이 정상으로 돌아오면서 이제는 약국에서 사서 먹던 약을 끊고 아로니아 C3G만을 열심히 먹고 있습니다.

7. 간질환

간질환의 발생

스트레스와 독소로 인한 간세포의 산화적 손상 oxidative damage 과 유전자 변이 gene mutation 는 간세포의 자연치유력을 감소시켜 만성 난치성 간질환 간염·간경화·간암 을 유발한다.

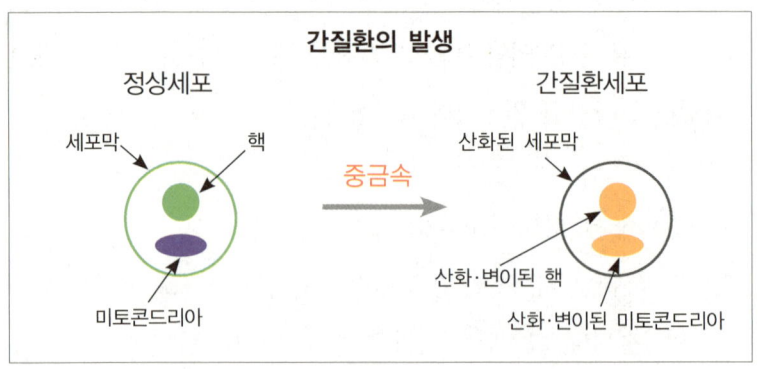

간질환에 대한 아로니아 C3G의 치유효과

① 간독소 제거작용

유해산소·산화독소 등의 혈액독소는 심각한 간손상을 유발한다. 아로니아 C3G는 간세포를 파괴시키는 혈독을 신속하게 제거·중화함으로써 간질환을 효과적으로 예방·개선한다.

② 아세트알데히드 acetaldehyde 분해작용

알코올로부터 생성되는 아세트알데히드는 간·뇌·심장·위·췌장·혈관 등의 손상을 초래한다. 아로니아 C3G는 숙취와 알코올성 간질환의 주원인인 아세트알데히드를 신속하게 분해한다.

③ 유전자DNA 복구작용
간세포의 유전자DNA 손상은 간경화·간암 등의 심각한 간질환을 유발한다. 아로니아 C3G는 DNA복구효소를 생성하는 강력한 세포신호전달분자CSM cell signaling molecule로 작용하여 간세포의 손상된 유전자DNA를 신속하게 복구시킨다.

④ 다능 성체줄기세포MAPC multipotential adult progenitor cell 활성화작용
날마다 유입되고 생성되는 내외부의 독소들에 의해서 간세포는 심하게 손상된다. 아로니아 C3G는 건강한 간세포의 공급원인 MAPC를 활성화시켜 손상된 간세포를 신속하게 보충한다.

⑤ 부작용·내성이 없어 장기간 사용해도 안전하다.

관련논문
"Influence of **aronia C3G** selected biochemical parameters in rats exposed to cadmium" Biochimica Polonica (2003)
"Therapeutical Properties of **aronia C3G**" Farmacja Polska (2001)

최병식(남, 56세, 간경화 아토피성피부염)

3년 동안 연구하여 카페를 열고 프렌차이즈 일을 시작하게 되었습니다. 사업이 성공을 하여 잘 되어가고 있을 작년 11월말쯤부터 몸이 아파오기 시작했습니다. 병원에서 진료를 받아보니 간에 염증이 심하다며 간경화 판정을 받았습니다. 그때만 해도 간경화라는 것을 잘 몰랐습니다. 소화가 안 되고 생리현상이 원활하지 않고 점점 식욕이 떨어지고 있었습니다.

이렇게 악화되면 간암까지 진행되는 상황에 이르렀습니다. 이때 지인을 만나면서 아로니아 C3G를 먹어보라는 권유를 받았습니다. 처음에는 안 믿었습니다. 그러나 3~4개월 먹고 나니 어느새 식욕이 돌아오고, 입 안이 마르는 고통도 없어지고, 피곤이 가시면서 검은색이었던 얼굴색이 한달 만에 밝고 환해졌습니다.

또 저는 10년 동안 알레르기와 싸워왔습니다. 약을 안 먹으면 온몸이 가려웠습니다. 그렇게 심했던 알레르기인데 어느 순간부터 알레르기약을 안 먹게 되었습니다. 간경화라는 병을 치유하기 위해 먹었던 아로니아 C3G가 알레르기까지 없애주었습니다.

서정화(남, 56세, 간염 만성피로 식욕부진)

10년 전 B형 간염을 경험했으며 치료 후 10여 년간 식이요법과 운동요법을 병행하던 중 최근 피로와 식욕부진이 심해져 병원에서 진단한 결과 간기능수치인 ALT, AST가 매우 높게 나왔습니다.

　병원에서는 마땅한 치료약이 없으며 악화되면 간경화, 간암으로 진행될 수 있다고 하였습니다. 그래서 처방해주신 약물을 두 달간 복용했지만 여전히 간수치 및 피로 등의 증상이 개선되지 않아 걱정을 많이 하고 있던 중에 아내 친구의 소개로 아로니아 C3G와 노유파 지방산을 알게 되었습니다.

　믿기지 않겠지만 섭취한 지 보름 만에 피로감이 사라지고 식욕이 되살아났습니다. 아내도 매우 기뻐했고 왠지 좋아질 것 같은 생각이 들었습니다.

　섭취한 지 2개월 후 병원에서 혈액검사를 한 결과, 걱정했던 간수치가 대부분 정상으로 떨어진 것을 확인했고 컨디션도 매우 좋아진 것을 느낄 수 있었습니다.

허군욱(남, 50대, 알코올중독 치매)
저는 중국 연길시 철남에 사는 허군욱입니다. 알코올중독으로 하루만 술을 마시지 않아도 내가 말하고 행동했던 것들이 모조리 기억나지 않았습니다.

　한국에 있는 처제가 보내온 아로니아 C3G를 한 병 복용했는데 알코올중독 증상이 많이 사라진 것을 느낍니다. 덕분에 올해 구정에는 온가속이 슬거운 명절을 보냈습니다.

8. 비만

비만의 발생

스트레스와 독소로 인한 지방세포의 산화적 손상oxidative damage과 유전자 변이gene mutation는 지방세포의 자연치유력을 저하시켜 난치성 악성비만복부비만·내장비만·혈관비만을 유발한다.

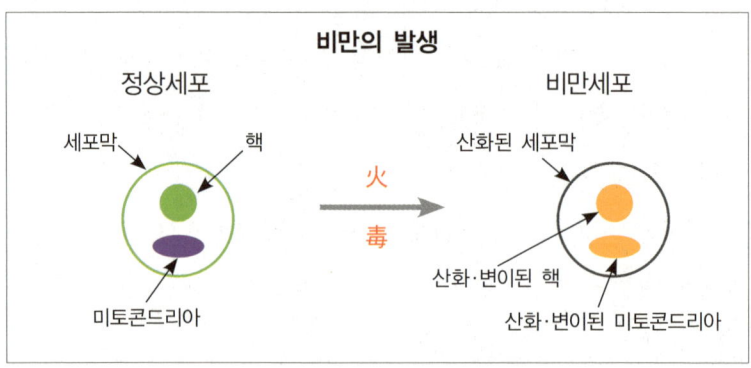

비만에 대한 아로니아 C3G의 치유효과

① 비만독소 제거작용

유해산소·산화독소 등의 혈액독소는 정상지방세포를 악성지방세포로 변이시켜 비만증을 유발한다. 아로니아 C3G는 비만독소를 신속하게 제거시킴으로써 정상지방세포가 악성지방세포로 변이되는 것을 강력하게 억제한다.

② 신생혈관angiogenesis 억제작용

악성지방세포는 신생혈관angiogenesis을 형성시켜 지방세포를 성장시킨다. 아로니아 C3G는 악성지방세포의 신생혈관angiogenesis 생성을 억제하여 지방세포가 성장·증식하는 것을 막는다.

③ 지방세포 자살adipocyte apoptosis 작용

아로니아 C3G는 강력한 자살유도 세포신호전달분자CSM cell signaling molecule로 작용하여 지방세포가 스스로 죽게 만든다.

④ 유전자DNA 복구작용

지방세포의 유전자DNA 손상은 정상적인 지방세포의 기능을 불가능하게 만든다. 아로니아 C3G는 세포신호전달분자CSM cell signaling molecule로 작용하여 지방세포의 손상된 유전자DNA를 복구시키고 지방대사를 정상화시켜 비만증을 예방·개선하고 요요현상을 방지한다.

⑤ 부작용·내성이 없어 장기간 사용해도 안전하다.

관련논문
"Therapeutical Properties of **aronia C3G**" Farmacja Polska (2001)

"Effect of **aronia C3G** on skin angiogenesis reaction in mice"
Wojsk-Med (2007)

김수진(여, 27세, 비만 두통 변비 고혈압 당뇨)
저는 학원강사로 근무하고 있는 20대 여성입니다. 최근에 병원에서 종합검진을 받은 결과 고도비만, 고혈압, 당뇨 판정을 받았습니다. 과도한 업무 스트레스와 불규칙한 식사, 운동부족 등이 원인이 되어 체지방이 증가하고 혈관이 좁아지고 대사기능까지 저하되어 발생된 증상인 것 같습니다.

  2년 전 54킬로그램이었던 체중이 현재는 70킬로그램까지 불어나면서 변비와 두통, 불면증이 심해졌으며 병원에서 운동요법과 식이요법을 우선할 것을 권유받았습니다. 하지만 운동하고 먹는 것을 조절하는 것이 매우 힘들어 고민하고 있던 즈음에 지인의 소개로 알게 된 아로니아 C3G와 노유파 지방산을 섭취하게 되었습니다.

  신기하게도 섭취한 지 3일만에 변비가 사라지고 몸이 가벼워지는 듯한 느낌을 받았습니다. 섭취 후 10일째 체중이 3킬로그램 가량 줄어들고 두통이 말끔히 사라졌습니다. 복용 후 2달째에는 체중이 10킬로그램이나 줄어 60킬로그램이 되었으며 두통과 변비, 불면증이 완전히 사라졌습니다.

  그리고 드디어 복용한 지 5개월째에 체중이 54킬로그램으로 놀아왔습니다. 지금은 몸도 너무 가볍고 고혈압, 당뇨, 변비도 개선되었을 뿐만 아니라 주변 사람들도 제 얼굴이 예뻐지고 환해졌다고 합니다.

그리고 아로니아 C3G와 노유파 지방산을 섭취하고 나서 전보다 피부색이 더욱 좋아졌습니다. 탄력이 생기고 피부가 윤택해져서 너무 행복합니다.

전지현(여, 70세, 비만증 당뇨병 고혈압)
저는 현재 70세입니다. 결혼 후에는 임신중독증으로 고생하였고, 과식과 폭식, 출산을 거듭하면서 체중이 30킬로그램이나 늘었습니다. 몸이 무겁다보니 다리 관절이 아프고 고관절에 염증이 생겼고, 급성췌장염과 급성신장염 등의 병이 찾아왔습니다. 그래도 혈압과 당뇨가 있다는 것은 몰랐습니다.

어느 날 쓰러지면서 몸을 움직일 수가 없고 말도 어눌해지면서 한 발자국도 걸을 수 없었습니다. 혈압이 230이나 되고 당뇨, 혈압, 고지혈, 동맥경화, 심근경색이라는 병들과 동거를 시작하게 되었지요.

그렇게 약 30년간 혈압, 당뇨약을 복용하였습니다. 약물중독으로 인해 간에 엄청난 피로를 느끼면서 뒷가슴이 칼로 에이는 것처럼 아팠습니다. 몸이 무겁고 만사가 귀찮고 괴로워 차라리 잠자듯 죽었으면 좋겠다는 생각도 했습니다.

그즈음 친지로부터 아로니아 C3G와 노유파 지방산을 선물로 받아서 먹기 시작했는데 2주 후부터 치유증상이 나타나기 시작했습니다. 평소에 아픈 곳들이 너무 많아서 견딜 수가 없었습니다. JBK자연의학연구소 장봉근 원장님과 상담해보니 몸에 이로운 치유반응이니 진통제를 복용하지 말고 자연요법을 실시하라고 해서 그대로 실천하였습니다.

그런데 어느날 통증이 사라지면서 30년 가까이 복용했던 혈압약과 당뇨약을 먹지 않고 있습니다. 현재 혈당과 혈압은 정상보다는 약간 위지만 피로감도 사라지고 컨디션은 매우 좋습니다. 섭취한 지 3개월이 되어가는데 피부색도 좋아지고 체중도 10킬로그램 정도 빠졌습니다.

자연치유란 단어가 지금까지 양약에 매달리던 저에게는 생소한 말이지만 혈압약과 혈당약을 먹지 않고 있는데도 좋은 컨디션을 유지하며 불안하거나 걱정되지 않습니다. 아로니아 C3G와 노유파 지방산을 지속적으로 섭취하며 자연치유에 대한 믿음을 갖고 실천하여 노후를 건강하게 살고 싶습니다.

9. 중금속질환

중금속질환의 발생

중금속Pb·Hg·As·Cd으로 인한 면역세포와 조직세포의 심각한 산화적 손상oxidative damage과 유전자 변이gene mutation는 인체의 자연치유력을 저하시켜 암을 비롯한 각종 만성질환을 유발한다.

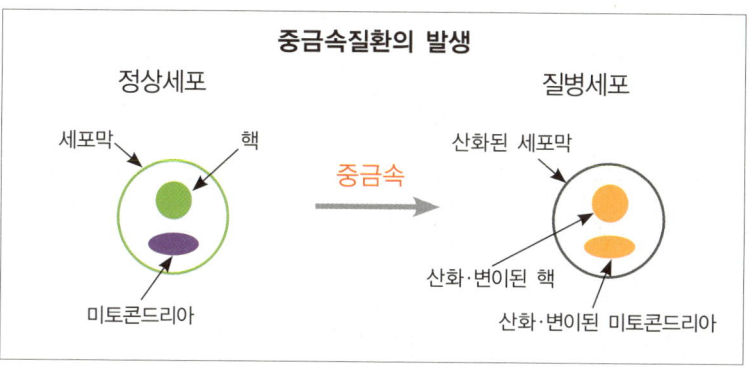

중금속질환에 대한 아로니아 C3G의 치유효과

① 중금속Pb·Hg·As·Cd 배출작용

축적된 중금속은 조직세포를 서서히 파괴시켜 만성염증과 종양을 유발힌다. 이로니이 C3G는 축적된 중금속 및 농약잔류물을 신속하게 체외로 배출시키는 작용을 한다.

② 산화독소 제거작용

중금속과 중금속으로부터 발생하는 산화독소는 체내에서 치명적인 독소로 작용한다. 아로니아 C3G는 섭취된 중금속과 중금속으로부터 발생하는 산화독소를 신속하게 중화 또는 제거한다.

③ 유전자^{DNA} 복구작용

중금속은 조직세포의 심각한 유전자^{DNA} 손상을 초래한다. 아로니아 C3G는 강력한 세포신호전달분자$^{CSM\ cell\ signaling\ molecule}$로 작용하여 중금속으로 손상된 조직세포의 유전자^{DNA}를 신속하게 복구시키고 건강한 세포를 생성시킨다.

④ 부작용·내성이 없어 장기간 사용해도 안전하다.

관련논문

"Influence of **aronia C3G** selected biochemical parameters in rats exposed to cadmium" Biochimica Polonica (2003)

"Therapeutical Properties of **aronia C3G**" Farmacja Polska (2001)

송춘섭(남, 52세, 중금속중독 구내염 만성피로)

저는 섬유회사에 20년간 근무한 사람입니다. 지난 8월에 아로니아 C3G와 노유파 지방산을 만나 체험한 사실을 말씀드리고자 합니다. 섬유회사에서 근무하는 동안 축적된 독소와 중금속이 그렇게 많으리라고는 상상조차 못했습니다.

2개월 동안 복용하면서 피곤함이 완전히 사라진 이후로 1개월 동안은 몸이 가려워 밤낮으로 몸을 긁기 시작했습니다. JBK자연의학연구소 장봉근원장님과 상담한 결과 "가려움증은 치유반응이니 체내 축적된 독소가 제거되면 가려움증이 사라집니다. 그때까지 약물을 사용하지 말고 견디셔야 합니다"라고 말씀하셨습니다. 그리고 희한한 것은 긁어도 상처가 나지 않는 겁니다. 장원장님의 말씀처럼 지금은 가려움이 말끔하게 사라졌습니다.

그리고 늘 피곤하면 입안이 헐고 잇몸에 염증이 생기는 현상이 나타났지만 지금은 피곤함도 전혀 없고 잇몸질환이 깨끗하게 나아서 너무 기분이 좋습니다. 그리고 위장병으로 소화가 되지 않아 밀가루 음식을 전혀 먹지 못했는데 지금 식후 2시간이 지나면 배가 고플 정도로 소화기능이 너무 좋아졌습니다.

아로니아 C3G의 위대함을 병으로 고통받는 환자와 모든 이들에게 전달하고 싶고 참 좋은 물질이라고 생각합니다. 아로니아 C3G 사랑합니다.

강규박(남, 58세, 중금속중독 만성피로)

70년대 농약 없이는 농사를 짓지 못하던 시절에 마을에 농약을 치러 다녔습니다. 농약이 몸에 얼마나 나쁜지를 사회생활을 하면서 몸이 많이 안 좋아진 뒤에야 알았습니다. 운전을 하면 20킬로미터도 못 가고 차를 세워 휴식을 취할 정도로 만성피로가 쌓여 있었습니다. 위도 안 좋고 몸 전체적으로 기력이 없었습니다.

하지만 아로니아 C3G를 접하고는 달라졌습니다. 처음에 아로니아 C3G를 먹을 때는 정말 힘들었습니다. 한 병 정도 먹었을 때 구토증상이 일어나고 위도 아프고, 피부에서 각질이 일어났습니다. 머리에서도 끈끈한 진액이 나와서 하루에 머리를 세 번이나 감아야 했습니다. 힘들어서 포기하려 했으나 그래도 참고 계속 먹었습니다.

그러던 어느 순간부터 이런 증상들이 없어지면서 몸이 깨끗해지는 느낌을 받았습니다. 쌓여있던 피로도 사라지고 체력이 점점 좋아졌습니다. 20대에 농약을 뿌리고 다니면서 쌓여있던 독소들이 모두 빠져나간 것 같은 가벼운 기분이 들었습니다.

아로니아 C3G를 먹고 놀라운 효과를 얻어서 주위 사람들에게도 권해드리고 싶고, 아로니아 C3G를 만나게 해주신 분들에게 감사하다는 말을 전하고 싶습니다.

10. 소화성 궤양

궤양의 발생

스트레스와 독소로 인한 위장 점막세포의 산화적 손상oxidative damage과 유전자 변이gene mutation는 점막세포의 자연치유력을 감소시켜 만성 난치성 위장질환위염·위궤양·십이지장궤양·위암·십이지장암을 유발한다.

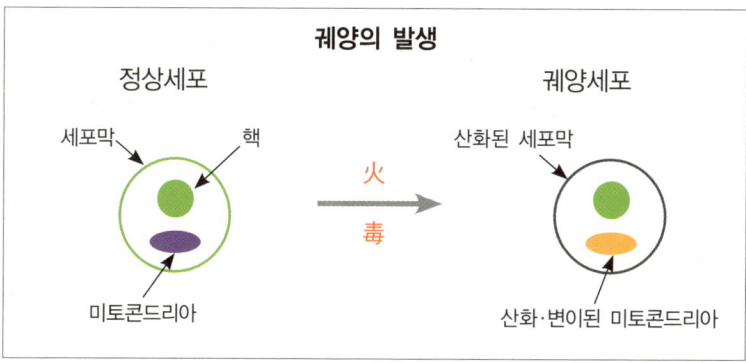

궤양에 대한 아로니아 C3G의 치유효과

① 점막독소 제거작용

유해산소와 산화독소는 위장 점막세포를 파괴하는 주원인이다. 아로니아 C3G는 유해산소와 산화독소에 의한 위장 점막세포의 손상을 방지함으로써 위염·위궤양·십이지장궤양을 효과적으로 예방한다.

② 유전자DNA 복구작용

위장 점막세포의 유전자DNA 손상은 궤양과 종양을 유발한다. 아로니아 C3G는 DNA복구효소를 생성하는 강력한 세포신호전달분자 CSM cell signaling molecule로 작용하여 위장 점막세포의 손상된 유전자DNA를 신속하게 복구시킨다.

③ 다능 성체줄기세포MAPC multipotential adult progenitor cell 활성화작용

위장 점막 질병세포는 활성화된 면역세포에 의해서 대부분 제거된다. 아로니아 C3G는 MAPC를 활성화시켜 위장병의 자연치유에 필수적인 건강한 위장 점막세포를 공급한다.

④ 뮤신musin 분비 촉진작용

뮤신은 위점막을 보호하는 점액성 단백질이다. 아로니아 C3G는 뮤신을 분비시키는 프로스타글란딘prostaglandin과 아세틸콜린acetylcholin을 활성화시켜 위점막을 보호한다.

⑤ 헬리코박터Helicobacter pylori 억제작용

위산 부족으로 증가된 헬리코박터가 과립구의 공격을 받으면 위점막이 손상되어 위궤양과 위암을 유발한다. 아로니아 C3G는 헬리코박터Helicobacter pylori를 흡착한 후 위점막으로부터 분리시켜 균의 성

장을 강력하게 억제한다.

⑥ 부작용·내성이 없어 장기간 사용해도 안전하다.

관련논문
"Antiulcer activity of **aronia C3G**" Herba polonica (1997)
"**Aronia C3G** and their antioxidant activity" Eurofood (2005)

이금분(여, 71세, 위염)
71세 여성입니다. 25년 전부터 위염(역류) 증세가 있어 음식을 먹는 것이 두려울 정도였습니다. 그러던 중 이웃집 아는 분으로부터 아로니아 C3G 한 병을 선물 받아 먹어보니 10일 정도 지나면서부터 위염 증세가 사라지고 요즘은 마음껏 음식을 먹게 되었습니다.
　이제는 아로니아 C3G가 떨어지면 불안할 정도로 즐겨 복용하게 되었습니다. 먹는 즐거움을 알게 해준 아로니아 C3G에 감사하고 있으며 주변 분들께도 권유하고 있습니다.

안영희(여, 65세, 만성변비)
65세 된 주부입니다. 20년 전부터 변비가 있어 고생이 말이 아니었습니다. 이는 사람의 소개로 아로니아 C3G를 구입해서 하루에

10ml씩 요구르트에 타서 수시로 먹다보니 어느 날부터인가 변비가 감쪽같이 사라졌습니다. 이제는 화장실 가는 것이 두려움에서 즐거움으로 바뀌었습니다.

임명숙(여, 50대, 만성위하수 만성두통 비염)

저는 40세 이후부터 비가 오려면 여지없이 머리가 아팠습니다. 머리가 앞뒤로 흔들리면서 통증도 심했지요. 주위에서는 농담으로 기상대라는 별명을 붙여줄 정도로, 머리가 아프면 반드시 2~3일 후에는 비가 내렸습니다. 통증이 심할 때는 진통제를 먹곤 했어요.

그러다 아로니아 C3G를 친구의 소개로 알게 되었습니다. 큰 효과가 있을까 반신반의하며 제품을 받았지만 바로 복용하지는 않았지요. 대신 비염과 시력저하로 힘들어 하는 고등학교 3학년 딸아이에게 주었습니다. 아침저녁으로 아로니아 C3G와 노유파 지방산을 한달 정도 먹자 딸아이의 상태가 좋아지기 시작했습니다. 6개월이 지나면서는 언제 비염이 있었나 싶을 정도로 호전되더군요.

그래서 저도 딸과 함께 아로니아 C3G와 노유파 지방산을 복용하기 시작한 지 7개월 정도가 되었습니다. 요즘은 주위에서 왜 비 오기 전 머리가 아프지 않냐고 물어올 정도랍니다. 10여 년을 고생했던 두통이 사라지니 너무 신기하더군요. 만성위하수도 더불어 좋아졌고요. 요즘엔 식사시간이 즐겁고 양도 남들 먹는 만큼은 먹는 답니다. 안구건조증도 많이 좋아졌고요.

하루를 시작하고 마무리 할 때 온 식구들이 꼭 챙기는 우리집 건강지킴이 아로니아 C3G와 노유파 지방산. 더욱 많은 사람들이 저처럼 아로니아 C3G와 노유파 지방산을 사랑할 수 있게 되기를 바랍니다.

채경훈(남, 59세, 만성위염 고혈압)
20년간 신경성 위염으로 소화불량과 위장통증을 겪었으며 밥먹기가 무서울 정도였습니다. 또 혈압도 155/110으로 높아서 혈압약을 복용하고 있었고 늘 너무 피곤하고 관절염도 있었습니다. 몸 전체가 안 아픈 곳이 없을 정도였습니다.

그러던 2010년 2월부터 지인의 소개로 아로니아 C3G를 먹고 있는데 위염과 장염이 완치되어 소화도 잘되고 통증이 완전히 사라졌습니다. 그리고 피곤한 것도 대부분 사라졌습니다. 그 바람에 우리 식구들은 아로니아 C3G 마니아가 되었습니다. 물론 혈압약도 끊었습니다.

11. 관절염·통증

관절염의 발생

스트레스와 독소로 인한 관절세포의 산화적 손상oxidative damage과 유전자 변이gene mutation는 관절세포와 결합조직의 자연치유력을 저하시켜 만성 난치성 관절염 퇴행성관절염·류머티스관절염과 통증을 유발한다.

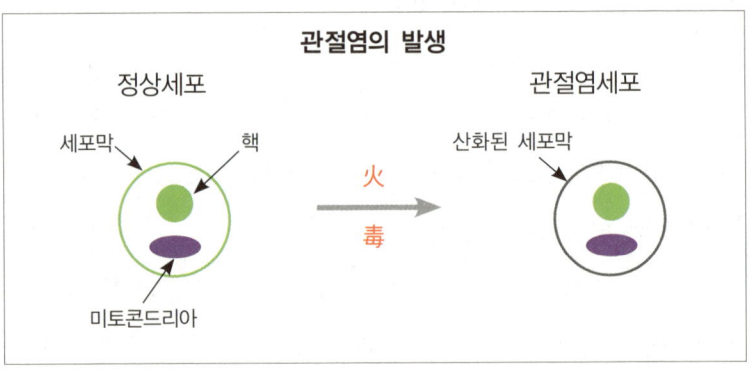

관절염과 통증에 대한 아로니아 C3G의 효과

① COX-2cycloxygenase-2 억제작용

COX-2는 염증유발 프로스타글란딘을 생성시켜 관절염을 악화시킨다. 아로니아 C3G는 COX-2를 억제하여 관절염을 효과적으로 개선한다.

② 파보 바이러스parvo virus 억제작용

파보 바이러스는 관절세포를 직접 공격하여 관절염을 유발시킨다. 아로니아 C3G는 파보 바이러스를 흡착·사멸시켜 관절염의 진행을 막는다.

③ 관절독소 제거작용

혈액독소는 관절세포를 공격하여 관절염을 유발시킨다. 아로니아 C3G는 관절독소를 중화 또는 분해하여 관절염을 예방한다.

④ 유전자DNA 복구작용

관절세포의 유전자DNA 손상은 만성 관절염을 초래한다. 아로니아 C3G는 DNA복구효소를 생성하는 강력한 세포신호전달분자CSM cell signaling molecule로 작용하여 관절세포의 손상된 유전자DNA를 신속하게 복구시킨다.

⑤ 다능 성체줄기세포MAPC multipotential adult progenitor cell 활성화작용

풍부한 MAPC는 관질세포의 노화를 깅력하게 억제힌다. 이로니아 C3G는 관절줄기세포를 활성화시켜 망가진 관절세포를 신속하게 보충한다.

⑥ 콜라겐 결합작용
결합조직의 핵심물질인 콜라겐의 결합을 강화시켜 근본적으로 통증을 개선시킨다.

⑦ 기존 관절염 치료제의 가장 큰 부작용인 위장장해가 전혀 없어 장기간 복용해도 안전하다.

강성옥(여, 50대, 관절염)
저는 무릎통증이 심하고 눈이 침침했습니다. 친구의 권유로 아로니아 C3G와 노유파 지방산을 아침저녁으로 복용했더니 20일쯤 후부터 통증이 사라졌습니다.
　현재 약 4개월째 복용 중인데 무릎통증은 말끔히 사라졌고 아침저녁으로 느끼던 피로감도 없어졌습니다. 게다가 심하던 탈모도 개선되었고 시력도 밝아진 것을 느낍니다. 건강은 우리의 삶을 부유하게 한다고 합니다. 천연물질 아로니아 C3G와 노유파 지방산을 권해주신 분께 진심으로 감사합니다.

양혜선(여, 77세, 관절염 연골파열)
2년 전부터 다리가 아팠습니다. 다리를 절고 다닐 정도였습니다. 어느 날 구두를 신고 뛸 일이 있었는데 통증이 너무 심했습니다. 그래서 정형외과에 갔더니 반월성연골파열이라는 진단을 받았습니다. 유명하다는 정형외과는 다 다녀봤는데 인공관절수술을 해야된다고 하였습니다. 그러다 아로니아 C3G를 접하게 되었습니다.

    처음에는 소화도 안 되고 속도 안 좋았는데 점점 익숙해졌습니다. 5일 정도 먹었을 때까지는 더 아파왔습니다. 그리고 그 후로는 시간 맞춰서 먹는 양을 좀더 늘렸습니다. 한병을 다 먹을 때쯤엔 통증이 사라졌습니다.

    제 지인 중에 한분은 캐나다에서 아로니아 C3G를 받아서 먹고 있습니다. 저는 간도 나쁘고 위도 안 좋아서 병원을 자주 다녔는데 아로니아 C3G를 먹고 나서 식사도 잘하고 위도 좋아졌습니다. 아로니아 C3G 덕분에 병원에서 지어주던 독한 약도 이제 먹지 않습니다.

박미연(여, 50대, 허리협착증 무릎통증)
저는 어머님들의 사랑을 듬뿍 받는 노래강사였습니다. 노래의 즐거움을 통해 함께 나누며 신나고 행복하게 온 열정을 쏟으며 지냈습니다. 노래를 하면 행복했지만 건강이 따라주지 않으니 계속 할 수가 없더군요. 허리협착증이 생겨서 늘 물리치료와 침을 맞았지만 잘 낫지 않았고 무리하면 바로 통증이 유발되었습니다. 신경이 예민하고 피곤해지면 심한 무릎통증과 질염, 그리고 여드름 등으로 얼굴상태가 말이 아니었습니다. 여자로서 정말 힘들었습니다.

그러던 중 저를 잘 아는 언니가 노래강사를 그만두고 오래도록 건강을 지키며 마음 편하게 살아보자고 건강사업을 권유하여 작년에 건강백세시대라는 간판을 걸고 방배동에서 사업을 시작했습니다. 그러나 건강식품이 그게 그거고 딱히 획기적인 제품을 만나지 못하던 중 정신을 번쩍들게 하는 아로니아 C3G를 만나게 되었습니다. 처음에는 혹시나 또 그저그런 제품일까봐 외면하려 했지만 일단 한 번 먹어보고 결정하자는 맘을 먹고 아로니아 C3G와 노유파 지방산을 먹기 시작했습니다.

일주일만에 놀랍게도 제몸에 있던 지저분한 어혈자국이 사라지기 시작하더니 만성적으로 아팠던 배가 점점 나아지고 3주 정도 먹으니 심한 무릎통증과 허리통증이 말끔하게 사라졌습니다. 함께 일하는 언니가 제 안색이 환해졌다고 놀라워하고 최근에 제 주변 사람들도 저를 보며 많이 예뻐졌다고 칭찬을 합니다.

저 역시 몸의 기운이 하루가 다르게 생기가 도는 것을 느낍니다. 저의 경험을 통해 아로니아 C3G와 노유파 지방산이 몸이 아픈 많은 분들에게 건강을 선물할 거라 확신합니다. 이제 아로니아 C3G는 저희 가게에서 없어서는 안될 최고의 보물입니다

함순열(여, 55세, 퇴행성관절염 폐렴)

왼쪽 무릎에 생긴 퇴행성관절염으로 고생을 많이 했습니다. 계단을 올라갈 순 있었지만 내려갈 땐 굉장히 심한 고통으로 손잡이를 잡고도 제대로 못 내려갈 정도였습니다. 집에서는 병원에서 수술을 하라며 꾸짖었지만 저는 건강식품으로 고쳐야겠다는 생각이 있어서 몸에 좋은 식품이라는 식품은 다 먹었습니다. 하지만 좋아지지 않았습니다.

그러다 아로니아 C3G를 알게 되어 먹기 시작했고 관절염은 물로 씻은 듯이 싹 나았습니다. 믿기지 않아 정말 다 나은 건지 일시적인 현상인지 알고 싶어 3시간 코스인 지리산을 등반하였습니다. 올라갈 때는 걱정이 없었는데 내려올 때 힘들지 않을까라는 생각을 했었습니다. 하지만 내려올 때도 가뿐하게 내려왔습니다. 아로니아 C3G가 최고의 건강식품이라는 것을 깨닫게 해주었습니다.

한달 전 서울에서 일하는 딸에게 전화가 왔습니다. 감기가 오래 됐는데 나아지지를 않고 기침도 심해져서 병원에 갔는데 폐렴이라는 진단을 받았다고 했습니다. 그런 딸을 집으로 불러서 아로니아 C3G를 먹였습니다. 3일 동안 병원에서 처방해준 약 대신에 아로니아 C3G를 꼬박꼬박 먹이고 병원을 다시 찾아가 엑스레이를 찍었습니다. 의사가 3일 전에 찍은 엑스레이와 비교해 보더니 많이 좋아졌다며 염증이 굉장히 많이 완화되었다고 했습니다. 그리고는 서울로 다시 올라가는 딸에게 아로니아 C3G를 주었습니다.

며칠 후 전화를 했더니 감기가 다 나았다며 기침도 안하고 몸이 좋아졌다고 합니다. 현대의학보다 아로니아 C3G가 우리몸에 훨씬 좋다는 것을 다시 한 번 느꼈습니다.

박종희(여, 65세, 퇴행성관절염)
몇 년 전부터 퇴행성관절염으로 무릎이 아파 잠을 이루기조차 힘들었습니다. 1년 반 정도 한의원에서 침과 부항치료를 받고, 정형외과에서도 주사와 물리치료를 받고 식생활 개선 등을 병행했지만 체중만 7~8킬로그램 빠지는 게 전부였습니다.

그후 아로니아 C3G를 6개월 정도 복용했는데 평소 혈압이 193에서 120으로 낮아져 정상이 되었고, 무릎의 퇴행성관절염도 사라져 편안한 잠을 이룰 수 있게 되었습니다.

얼마 전 정형외과에서 엑스레이 촬영을 해보았는데 원장선생님께서도 연골이 재생되고 있다면서 신기해 하시고, 무엇을 먹어 이렇게 관리를 잘 했느냐고 놀라워하며 격려해주셨습니다. 아로니아 C3G는 제게 행운의 제품입니다.

관련논문
"Therapeutical Properties of **aronia C3G**" Farmacja Polska (2001)
"**Aronia C3G** and their antioxidant activity" Eurofood (2005)

12. 알러지질환

알러지의 발생

스트레스와 독소로 인한 면역세포와 점막세포의 산화적 손상oxidative damage과 유전자 변이gene mutation는 면역세포와 점막세포의 자연치유력을 저하시켜 만성 난치성 알러지질환알러지비염·알러지천식·알러지피부염·아토피성피부염을 유발한다.

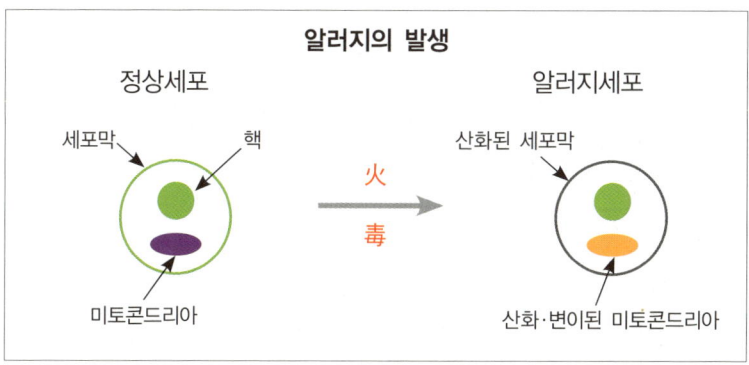

알러지에 대한 아로니아 C3G의 치유효과

① 면역글로블린IgE immunoglobulin E 정상화작용

IgE는 바이러스와 이종단백질을 처리하는 항체의 일종이다. 비정상적인 IgE는 정상적인 피부조직을 공격한다. 아로니아 C3G는 강력한세포신호전달분자CSM cell signaling molecule로 작용하여 손상된 IgE를 신속하게 복구시킨다.

② 유전자DNA 복구작용

손상된 점막세포는 면역과민반응을 유발한다. 아로니아 C3G는 세포신호전달분자CSM cell signaling molecule로 작용하여 손상된 점막세포의 유전자DNA를 신속하게 복구시킨다.

③ 마스트셀mast cell 정상화작용

마스트셀은 면역유지에 중요한 과립형 면역세포다. 혈액독소로 손상된 마스트셀은 과량의 히스타민을 분비하여 분비물·가려움증·홍반 등을 유발한다. 아로니아 C3G는 손상된 마스트셀을 복구시켜 알러지 증상을 신속하게 개선시킨다.

④ 알러겐allergen 제거작용

혈액독소는 알러지 유발물질인 알러겐으로 작용하여 알러지 질환을 유발한다. 아로니아 C3G는 알러겐인 혈독을 신속하게 제거하여 비염·천식·피부염 등의 다양한 알러지 질환을 근본적으로 예방한다.

⑤ 부작용·내성이 없어 장기간 사용해도 안전하다.

관련논문
"Therapeutical Properties of **aronia** C3G" Farmacja Polska (2001)
"**Aronia** C3G and their antioxidant activity" Eurofood (2005)

김재진(남, 24세, 아토피성피부염 우울증)

우리 아이는 초등학교 4학년 때부터 아토피성피부염이 생겼습니다. 시간이 지날수록 점점 심해지면서 등을 심하게 긁으면 등이 핏물로 범벅이 되어 제대로 잠을 잘 수도 없을 정도였지요. 얼굴에도 온통 아토피가 생겨 유명하다는 병원과 한의원에서 치료를 받아봤지만 약을 복용할 때만 잠시 나아지다가 다시 더 악화되곤 했어요.

외출을 할 때는 꼭 모자를 눌러쓰고 마스크로 온통 얼굴을 가린 채 외출을 해야 할 정도였습니다. 팔과 다리가 접히는 부분은 더욱 심해, 갈라진 논바닥처럼 피부가 변하고 갈라진 피부 사이로 핏물이 엉겼습니다. 만지면 부서져버릴 것 같은 피부에서 윤기라고는 전혀 찾아볼 수 없었습니다. 심한 경우엔 온몸에 붉은 반점이 생기고 모두 곪아버리는 바람에 2차 감염이 되어 두 번씩이나 입원을 했습니다.

20대 젊은 나이에 멋 한번 부려보지 못하고, 여름이 되면 윗옷에 핏자욱이 번져 보이고 가려워서 두 손으로 두드리는 소리에 밤잠을 못자는 아이를 볼 때마다 가슴이 먹먹해진 수많은 날들….

어느 날 지인의 소개로 JBK자연의학연구소 장봉근 원장님을 만나 아로니아 C3G와 노유파 지방산의 설명을 듣고 난 후, 며칠 뒤 제 아들과 원장님과의 첫 만남에서 18개월에서 24개월 정도 아로니아 자연요법으로 치료하면 반드시 완치할 수 있다는 말씀을

들었습니다. 그 이후로 원장님이 직접 만들어주신 아토피 자연요법에 따라 꾸준히 아로니아 C3G와 노유파 지방산을 섭취했습니다.

약 한 달이 되면서 온 얼굴에 진물이 생기고 마르고 또 생기기를 반복하면서 얼굴 피부가 다 벗겨지자 덜컥 겁이 나서 포기하고 다시 병원에 가고 싶었는데 소장님께서 자연치유되는 좋은 반응이니까 긍정적인 생각을 가지고 참고 견뎌야 한다고 말씀하셨습니다.

이와 같은 치유반응이 몇 번 반복되면서 점차적으로 육안으로도 확인할 수 있을 정도로 좋아지기 시작하고, 가려움의 고통도 점점 사라졌습니다. 장원장님이 말씀하신대로 마침내 지난 10년간 온몸의 피부 전체가 아토피였던 우리 아들의 피부가 이제는 그 어디서도 아토피의 흔적을 찾을 수 없을 정도로 완전히 다 나았습니다.

암보다 더 무서운 것이 아토피라고 생각합니다. 그렇게 고치기 힘든 악성 아토피를 고쳤다는 생각을 하면 꿈만 같습니다. 악몽과 같았던 지난 날, 지인으로 인해 만났던 장봉근 원장님의 말씀에 믿음과 선택을 하게 해주신 하느님께 감사드리며, 저와 아들은 아로니아와 노유파 지방산을 통해 악성 아토피를 고쳐주시고 새 삶과 희망을 주신 장봉근 원장님에게 진심으로 감사드립니다.

아토피로 고생하는 모든 분들에게 저와 아들의 체험담을 꼭 보여드리고 아토피 치료에 도움이 되고자 하는 마음으로 체험수기를 올려봅니다. 오늘도 아로니아 C3G와 노유파 지방산으로 새 삶을

살게 된 제 아들의 환한 웃음과 기뻐하는 모습을 볼 때마다 꿈만 같습니다

김여심(가명, 여, 22세, 아토피)
저는 22년간 아토피로 고생한 여대생입니다. 너무 심한 나머지 고개를 들고 다니질 못했습니다. 일주일에 두 번은 꼭 가려운 나머지 피부과 치료를 받았습니다. 몸이 괴로운 것보다 마음이 더 괴로웠습니다.

엄마에게 아로니아 C3G가 좋다는 애기를 듣고 아로니아 C3G를 먹기 시작했습니다. 먹고 나서부터 더 심해지기 시작하였습니다. 아토피가 오래될수록 호전반응이 더 심하다는 이야기를 듣고 참고 먹기로 하였습니다.

뒤집어졌다 가라앉기를 몇 번 반복한 후에 얼굴과 몸에 여드름 같은 것이 나기 시작하고 고름이 생기고 진물이 흘러내렸습니다. 그리고 나서 딱지가 생기고 떨어지면서 피부 속에서 새살이 아기 피부처럼 올라오더군요. 4개월부터 깨끗해지고 지금은 너무나 기쁘고 감사할 따름입니다. 장봉근 원장님, 정말 감사합니다.

나일선(여, 56세, 악성주부습진)
저는 일신에서 야생화 꽃집을 하는데 고무장갑을 끼고 일할 때가

많아서 항상 손이 습진으로 고생을 하고 있었습니다. 평소에 알고 지내던 양사장님이 아로니아 사업을 한다고 해서 매장에 들렸습니다. 양사장님이 아로니아 C3G를 3개월만 먹어보라고 했지만 저는 반신반의했습니다.

습진 때문에 안 해본 것이 없었고 피부과 병원약을 5년 정도 먹고 있었습니다. 손이 부끄러워서 내놓고 다니질 못했습니다. 그 분 얘기를 듣고 모든 약을 끊고 아로니아 C3G를 사가지고 와서 먹기 시작했습니다. 일주일을 먹고 나니 손이 변하기 시작하였습니다. 너무 신기해서 사진을 찍어놓았습니다. 한 달 정도 지나면서부터 손이 깨끗해졌습니다.

신기해하는 남편과 저는 아로니아를 너무 사랑하게 되었습니다. 위도 편안해지고 손도 낫고, 아로니아를 너무 좋아하는 가족이 되었습니다. 너무 행복합니다. 감사합니다.

원형례(여, 59세, 아토피성피부염 주부습진 변비 숙변)
먼저 아로니아 면역과학연구소 분들에게 감사하다는 말부터 전하고 싶습니다. 저는 건강식품을 먹을 때 효과를 못본 사람 중에 한 사람입니다. 그런데 아로니아 C3G를 먹고나서는 신기할 정도로 반응을 보였습니다. 짧은 시간에 효과를 몸으로 느꼈습니다.

저는 평소 변비로 고생을 좀 했습니다. 변비도 심한 병 중 하나 입니다. 변비로 인해 독소가 쌓이면서 많은 잔병들을 일으킵니다. 아로니아 C3G를 먹고는 변비가 없어졌습니다. 숙변과 함께 모든 독소가 사라졌습니다. 칙칙하고 거칠던 피부가 부드러워지면서 환해졌습니다.

또 15년 동안 주부습진을 달고 살았습니다. 머리를 감을 때 장갑을 끼고 감을 정도였고, 살이 벗겨져서 지문이 없어지고, 박수를 치면 피가 날 정도로 심했습니다. 아로니아 C3G가 저에게 새손을 선물해 주었습니다. 지금은 손에 언제 습진이 있었는지 싶을 정도입니다. 아로니아를 만난 것은 저에게 큰 복이었다고 생각합니다. 이 복을 주위 사람들과 함께 나누고 싶습니다.

김용자(여, 68세, 아토피성피부염 비염 전립선염)
아로니아 C3G를 만나서 즐겁고 행복한 사람입니다. 15살짜리 손자의 비염, 아토피, 알레르기가 깨끗이 나았습니다. 4일쯤 먹고 나서 비염 때문에 매일 풀던 코를 안 풀기 시작하면서 알레르기까지 나아졌습니다. 기름기 있는 음식만 먹으면 몸을 긁어대던 것도 없어졌습니다.

이것을 겪고 친구 손녀에게 권했습니다. 그 아이는 9년 동안 심한 고통을 겪고 있었던 비염이 완화되면서 코 주위로 헐어있던 것도 없어졌습니다. 제기 먹는 것보다 주위 사람들에서 알려서 도와

주고 싶은 생각이 들어서 사촌 시동생에게도 주었습니다.

46세 드신 분인데 심한 전립선을 앓고 있었습니다. 매일 화장실에 가면 오래 걸리고 힘들다고 하셨습니다. 그래서 아로니아 C3G를 먹어보라고 권했습니다. 며칠 먹어보더니 아직 효과는 모르겠는데 몸에 좋은 것 같다며 계속 먹더군요. 그러던 어느 날 전화가 왔습니다. 몸이 많이 좋아졌다면서 고마워했습니다. 주위 사람들에게 도움이 되고 좋아졌다는 소리를 들으니 정말 뿌듯했습니다.

박순화(여, 50세, 알레르기천식)

저는 올해로 50세가 되는 주부입니다. 운전은 하지 않고 버스를 타고 다니는데 버스를 타면 알레르기천식 발작을 일으킵니다. 기침을 한 번 시작하면 호흡곤란과 더불어 눈이 충혈되고 눈물이 쏙 나올 정도로 기침이 심하게 나왔습니다.

2011년 11월부터 지인의 소개로 아로니아 C3G와 노유파 지방산을 알게 되어 먹기 시작했습니다. 먹자마자 콧물, 가래 같은 호전반응이 나타나기 시작하면서 한 달쯤 지나니까 알레르기천식 증세가 씻은 듯이 사라졌습니다. 정말 신기했습니다.

그리고 저는 조금 이르긴 하지만 폐경이 온 지 1년 가까이 되었습니다. 아로니아 C3G와 노유파 지방산을 섭취하면서 생리가 다시 복구되기를 간절히 바랐습니다. 간절한 바람이 통했는지 복용한

지 3개월이 지나면서 정말로 멈췄던 생리가 다시 나오기 시작했습니다. 반가운 손님이 찾아와서 너무너무 기뻤습니다.

여자들은 폐경이 되면서 갑상선 같은 질병이 찾아오기 시작한다고 알고 있었는데 조금이라도 늦출 수 있어서 얼마나 기뻤는지 모릅니다. 아로니아 C3G와 노유파 지방산을 만나게 해주시고 건강을 되찾게 해주신 장봉근 원장님에게 진심으로 감사드립니다.

최금순(여, 46세, 아토피성피부염 대사증후군 설사 통증 비염 두통)
저희 둘째 아들이 어려서부터 아토피가 심했습니다. 피부가 건조해서 갈라질 정도였습니다. 병원에서 지어주는 약은 독하고 아토피에 도움이 안 되는 걸 일찌감치 깨닫게 되어서 건강식품으로 치료를 해야겠다는 생각에 먹은 지 7년째 되었는데 호전반응은 없었지만 피부는 조금씩 좋아지고 있었습니다.

하지만 아들은 아토피 말고도 스트레스성 대사증후군을 앓고 있었습니다. 그래서 아침마다 등교가 늦어지고 매번 선생님들께 꾸중을 듣는 일이 많았습니다. 매일 지각해 매를 맞아가며 학교에 다니는 아들이 안쓰러워 건강식품을 찾다가 아로니아 C3G를 접하게 되었습니다. 아로니아 C3G를 먹고 나서 아들의 잦은 설사가 멎고 호전되었습니다. 그리고 편도선 수술 후 귀에 고통을 느꼈었는데 아로니아 C3G를 먹고부터 귀 아픔이 없어졌습니다.

지금은 저희 가족 4명 모두 아로니아 C3G를 먹고 있습니다. 남편과 큰아들도 아로니아 C3G로 인해 잔병치레를 하지 않고, 저 또한 심했던 비염이 많이 좋아졌습니다. 비염과 함께 두통도 없어지고 혈액순환도 잘 되고 있습니다. 저희 가족은 아로니아를 통해서 건강을 되찾아 가고 있습니다.

13. 피부질환

피부질환의 발생

스트레스와 독소로 인한 피부세포의 산화적 손상oxidative damage과 유전자 변이gene mutation는 피부점막의 자연치유력을 저하시켜 만성 난치성 피부질환기미·주근깨·주름·아토피·탈모·피부암을 유발한다.

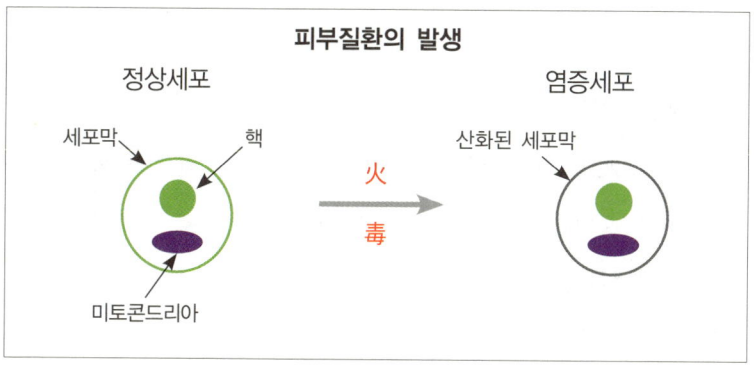

피부질환에 대한 아로니아 C3G의 효과

① 피부독소 제거작용

유해산소와 산화독소는 피부세포 및 모세혈관의 심각한 손상을 초래한다. 아로니아 C3G는 자외선·중금속·알코올 등 다양한 유해산소와 산화독소로부터 피부세포와 모세혈관을 강력하게 보호한다.

② 유전자^{DNA} 복구작용

피부세포와 모세혈관의 유전자^{DNA} 손상은 다양한 피부질환을 유발한다. 아로니아 C3G는 강력한 세포신호전달분자$^{CSM\ cell\ signaling\ molecule}$로 작용하여 손상된 모세혈관 및 피부세포의 유전자^{DNA}를 복구시켜 기미·주근깨·주름·아토피·탈모·피부암 등 다양한 피부질환을 예방·개선시키는 작용을 한다.

③ 노폐물 배출작용

아로니아 C3G는 피부세포에 축적된 중금속 등 각종 노폐물들을 체외로 신속하게 배출시켜 피부노화 및 피부질환을 예방·개선시키는 작용을 한다.

④ 다능 성체줄기세포$^{MAPC\ multipotential\ adult\ progenitor\ cell}$ 활성화작용

동안의 비결은 피부줄기세포의 숫자에 달려있다. 아로니아 C3G는 MAPC를 활성화시켜 피부세포의 노화를 강력하게 억제한다.

⑤ 부작용·내성이 없어 장기간 사용해도 안전하다.

관련논문

"Therapeutical Properties of **aronia C3G**" Farmacja Polska (2001)
"**aronia C3G** and their antioxidant activity" Eurofood (2005)

안금녀(여, 61세, 피부트러블)

저는 중국교포입니다. 어려서부터 몸이 안 좋았습니다. 한국으로 들어오면서 사업을 할지 일을 할지 고민하면서 스트레스를 많이 받고, 혈압이 낮아 길에서 쓰러진 적도 있었습니다.

그러던 어느날 친구의 소개로 기적의 선물, 아로니아를 만나게 되었습니다. 몸에 좋다기에 한번 체험을 해볼까 하고 아로니아 C3G를 사서 먹기 시작했습니다. 그러면서 점점 몸이 좋아지는 것을 느꼈습니다.

그리고는 피부 트러블이 심해 힘들어 하는 동생에게 아로니아 C3G를 주었습니다. 일주일도 채 되지 않아 트러블이 싹 없어졌습니다. 그리고 먹으면서 감기 한 번 안 걸리는 건강한 몸을 갖게 되었습니다.

작년에 요양봉사 자격증을 취득하여 노인들의 건강을 지켜드리고자 아로니아 C3G를 드리고 있습니다. 건강식품으로서 최고인 아로니아 C3G를 중국에도 알려야겠다고 생각했습니다. 아로니아 C3G로 인해 모든 사람들이 행복하고 건강한 삶을 살았으면 하는 바람입니다.

박복남(여, 59세, 피부노화 기미 비만)

2009년 9월부터 아는 언니의 권유로 남편과 함께 아로니아 C3G

를 먹게 되었습니다. 남편은 전립선염으로 힘든 상태였고, 저는 기미 낀 피부와 비만, 오줌소태 등으로 고민이 많았습니다. 아로니아 C3G 복용 후 남편의 전립선염은 완치라 할 정도로 좋아졌고, 저는 살이 많이 빠지고 피부가 깨끗해지고 오줌소태가 사라져 너무 기쁩니다.

그리고 겨울에는 감기를 무척 심하게 앓곤 했는데 지난 겨울에는 감기 증상이 전혀 나타나지 않아 아로니아 C3G 덕분인가 하고 있습니다. 우리 부부는 아로니아 C3G를 만난 이후로 병원갈 일이 없어져 행복합니다.

14. 자가면역질환교원병 collagen diseases

자가면역질환의 발생

스트레스와 독소로 인한 면역세포의 산화적 손상oxidative damage과 유전자 변이gene mutation는 결합조직과 상피조직을 파괴시키는 과립구를 증가시키고 이상세포를 제거하는 림프구의 피아(彼我) 구별능력을 상실시켜 다양한 유형의 급만성 자가면역질환류머티스·루프스·크론병·베체트·피부경화증·다발성경화증·아토피성피부염·건선을 유발한다.

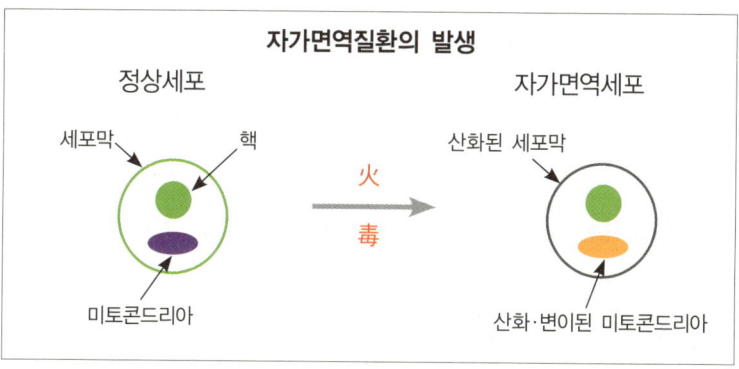

자가면역질환에 대한 아로니아 C3G의 치유효과

① 콜라겐 독소 제거작용

콜라겐은 결합조직피부·신경·혈관·관절 등에 존재하는 대표적인 단백질이다. 혈액독소는 결합용 단백질인 콜라겐을 파괴시켜 다양한 자가면역질환을 유발한다. 아로니아 C3G는 혈독을 신속하게 제거하고 결합조직과 콜라겐을 강력하게 보호함으로써 자가면역질환을 효과적으로 예방한다.

② 과립구 정상화작용
교감신경 흥분으로 과량 생성된 과립구는 결합조직과 상피조직을 파괴하여 자가면역질환을 유발시킨다. 아로니아 C3G는 과다 흥분된 교감신경을 안정시켜 과량의 과립구를 정상화시킨다.

③ 림프구 정상화작용
부교감신경 흥분으로 과량 생성된 림프구는 결합조직과 상피조직을 파괴하여 자가면역질환을 악화시킨다. 아로니아 C3G는 과다 흥분된 부교감신경을 안정시켜 과량의 림프구를 정상화시킨다.

④ 유전자^{DNA} 복구작용
림프구의 유전자^{DNA}가 손상되면 피아 구별능력이 상실되어 심각한 자가면역질환이 초래된다. 림프구는 자기이상세포$^{암세포·염증세포·노후세포·죽은세포}$와 이물질화분·바이러스·이종단백질을 제거하는 면역세포다. 아로니아 C3G는 세포복구용 세포신호전달분자$^{CSM\ cell\ signaling\ molecule}$로 작용하여 림프구의 손상된 유전자^{DNA}를 신속하게 복구시킨다.

⑤ 다능 성체줄기세포 MAPC multipotential adult progenitor cell 활성화작용
림프구와 결합조직세포의 부족은 자가면역질환을 악화 또는 만성화시킨다. 아로니아 C3G는 MAPC를 활성화시켜 감소된 림프구와 결합조직세포를 보충한다.

⑥ 부작용·내성이 없어 장기간 사용해도 안전하다.

서우미(가명, 여, 44세, 신장염)
저는 서울에 있는 L교회 사모입니다. 저희 목사님은 신장이 나빠서 아침에 일어나면 다리가 붓기 일쑤였습니다. 그래서 무릎 꿇고 기도하기도 힘들었습니다. 광고지를 보고 피를 맑게 해준다는 문구에 마음이 쏠렸습니다. 전화문의로 상담을 받고 아로니아 파우치를 구입하였습니다.

목사님은 알려지지 않은 제품을 구입했다고 못마땅해 했지만, 저의 마음을 아시고 하루에 두 번씩 드셨습니다. 아로니아를 드시고 나서부터는 하루에 화장실을 평소보다 2~3번 더 보았습니다. 그리고 나서 다리 붓기도 없어지고 매일 피로에 힘들어 하던 것도 없어졌습니다. 신장염도 다 나았습니다. 너무나도 아로니아가 좋다는 것을 알았습니다.

지금은 목사님이 더 아로니아 C3G를 찾으십니다. 우리 가족은

완전히 아로니아 마니아가 되었습니다. 아로니아 C3G는 염증 제거에 효과가 좋은 것이 느껴집니다. 아이가 감기가 걸려도 먹고, 아로니아 파우치 봉지에 남아있는 아로니아도 물로 깨끗이 헹구어 먹고 있습니다.

강도옥(여, 60대, 갑상성기능저하증 두통 협심증)

저는 현재 인천에서 농사를 짓고 있고, 지금까지 돈 되는 것은 안 해본 것이 없을 정도로 많은 일을 했습니다. 그러다보니 내몸 관리를 등한시하여 몸이 말이 아니었습니다. 머리부터 발끝까지 안 아픈 곳이 없을 정도로 심한 고통 속에서 지냈습니다.

주요 증상은 머리를 바늘로 찌르는 것과 같은 지속적인 두통 증세와 갑상선질환으로 인한 목의 통증으로 말도 제대로 못하는 지경이었습니다. 게다가 협심증으로 가끔 119 구급차에 실려가기까지 하는 신세였습니다. 방광염도 있어 2~3일 정도 병원 신세를 진 적도 있고, 치질도 무척 심했지요. 말 그대로 온몸이 종합병원이었습니다.

그러던 차에 제 건강에 대해 잘 알고 있던 지인으로부터 아로니아 C3G에 대한 정보를 듣게 되었습니다. 설명을 듣다 보니 이렇게 탁월한 효능을 지닌 제품이 세상에 어디 있나 하는 생각을 갖게 되었지만, 소개해주신 분과의 친분관계도 있어 그냥 인사치레로 아로니아 C3G를 복용하기 시작하였습니다.

지금 생각해보면 너무나 감사하고 다행스럽습니다. 아로니아 C3G를 꾸준히 먹게 된 지 한 달 반 정도가 흘렀습니다. 내몸이 예전과 달라진 것을 확연히 느낍니다. 첫 번째로 바늘로 찌르는 것 같던 두통이 말끔히 사라졌습니다. 두 번째로 목의 통증 때문에 말도 길게 못하던 제가 노래 한 곡을 거뜬히 할 정도가 되었고, 세 번째로는 협심증으로 인한 통증도 모두 사라졌습니다.

호전반응도 많이 겪었습니다. 그만큼 제 몸이 많은 병에 시달리고 있었다는 증거였던 것 같습니다. 복용 20일이 지나면서부터 얼굴에서 독소가 빠지는 듯 발진이 심하고 밤마다 참을 수 없는 가려움증 때문에 잠을 못 이루고 귓불에서 진물이 날 정도였습니다. 그런데 믿을 수 없게도 호전반응 이후 몰라보게 깨끗한 피부로 바뀌게 되었습니다. 건조한 겨울철에도 뽀얗고 윤기 있는 피부가 돼서 주변에서 얼굴이 좋아졌다는 소리를 항상 듣습니다.

끝으로 평생 고쳐질 것 같지 않던 치질은 지금까지도 하혈을 계속하고 있습니다. 저는 하혈도 호전반응이라 생각하고 내몸이 병으로부터 나아지고 있다는 생각에 하루하루 더한 수 없이 행복하고 즐겁게 생활하고 있습니다.

15. 면역질환

면역질환의 발생

스트레스와 독소로 인한 백혈구의 산화적 손상oxidative damage과 유전자 변이gene mutation는 백혈구의 종양세포와 염증세포의 제거능력을 저하시켜 다양한 유형의 암양성종양·악성종양·암소과 난치성 만성질환고혈압·동맥경화·당뇨병·치매·관절염·자가면역질환을 유발한다.

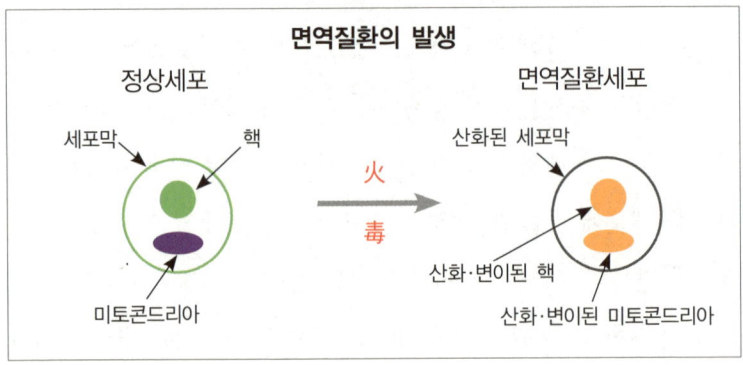

면역질환에 대한 아로니아 C3G의 치유효과

① 면역독소 제거작용

혈액독소에 의하여 면역세포가 산화 또는 변이되면 면역력이 저하된다. 아로니아 C3G는 혈액독소를 제거함으로써 NK세포·T세포·B세포·대식세포 등과 같은 면역세포의 손상을 방지한다.

② 다능 성체줄기세포 MAPC multipotential adult progenitor cell 활성화작용
백혈구의 부족은 심각한 면역질환을 초래한다. 아로니아 C3G는 MAPC를 활성화시켜 감소된 백혈구를 신속하게 보충한다.

③ 유전자 DNA 복구작용
면역세포의 유전자 DNA가 손상되면 심각한 면역저하를 초래한다. 아로니아 C3G는 세포신호전달분자 CSM cell signaling molecule로 작용하여 면역세포의 손상된 유전자 DNA를 복구시켜 면역세포를 정상화한다.

④ 장관면역 강화작용
장관면역의 중심인 장관의 융모세포가 손상되면 암과 염증세포 등의 비자기(非自己)세포인 자기이상세포를 제거하는 내부면역기능이 급격하게 저하된다. 아로니아 C3G는 장관융모세포의 과산화손상을 방지하고 융모줄기세포를 활성화시켜 내부면역력을 강화시킨다.

⑤ 부작용·내성이 없어 장기간 사용해도 안전하다.

관련논문
"**Aronia C3G** inhibits endothelial progenitor cells senescence induced by OX-LDL" Journal of Clinical Lipidology (2007)

"Evaluation of immunomodulatory activity of **aronia C3G** in combination with apple pectin in patients with breast cancer undering postoperative radiation therapy" Clinic of Radiology (2003)

"**Aronia C3G** inhibits endothelial progenitor cells senescence induced by OX-LDL" Journal of Clinical Lipidology (2007)

16. 미생물질환

미생물질환의 발생

스트레스와 독소로 인한 면역세포의 산화적 손상 oxidative damage 과 유전자 변이 gene mutation 는 면역력을 현저하게 저하시켜 난치성 미생물질환 세균성질환·독감바이러스·플루바이러스·대상포진·헤르페스·무좀 을 유발한다.

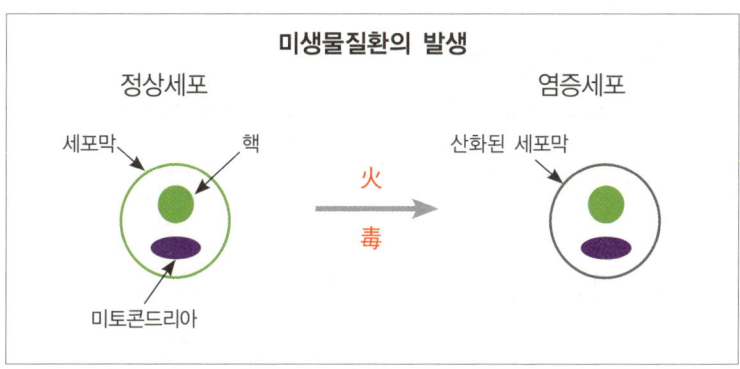

미생물질환에 대한 아로니아 C3G의 치유효과

① 혈액독소 제거작용

유해산소·산화독소 등의 혈액독소는 세균·바이러스를 제거하는 면역세포를 파괴시킨다. 아로니아 C3G는 혈독을 신속하게 제거하여 면역세포의 손상을 방지한다.

② 유전자^DNA 복구작용

면역세포의 유전자^DNA 손상은 심각한 면역저하증을 유발한다. 아로니아 C3G는 강력한 세포신호전달분자^CSM cell signaling molecule 로 작용하여 세균·바이러스를 공격하는 면역세포의 유전자^DNA 를 신속하게 복구시킴으로써 세균·바이러스를 강력하게 억제한다.

③ 세균·바이러스 흡착작용

아로니아 C3G는 세균·바이러스의 표면 단백질을 흡착하여 공격성을 억제·사멸시킨다.

④ 부작용·내성이 없어 장기간 사용해도 안전하다.

관련논문

"Therapeutical Properties of **aronia C3G**" Farmacja Polska (2001)
"**Aronia C3G** and their antioxidant activity" Eurofood (2005)

김영숙(여, 73세, 대상포진 뇌졸중 감기)

저는 10여 년 전 풍으로 쓰려져 고생을 많이 했어요. 지금 이렇게 나다니는 것이 기적이라 할 정도지요. 제가 아로니아 C3G를 만난 것은 2009년 친한 동생의 소개 덕분이었습니다. 한 달 정도 아로니아 C3G 5병을 복용하니 대상포진이 씻은 듯이 나았고, 절룩거리던 다리도 훨씬 편해졌습니다.

또한 아침저녁으로 심했던 기침도 많이 좋아졌어요. 신기할 정도로 온몸이 좋아지는 것이 느껴지면서, 이제는 아로니아 C3G 없이는 못살 것 같다는 생각이 듭니다. 이제는 가족 모두가 아로니아 C3G를 요구르트에 타서 먹으면서 건강을 지키고 있어요.

여복자(가명, 여, 67세, 무좀)
저는 교직에 있다가 퇴직하고 전원을 즐기며 여주에 살고 있습니다. 얼굴에 노란기와 발톱에 무좀이 심했는데 신기하게도 아로니아 C3G를 먹고 나서 피부에 노란기가 없어지고 발톱무좀도 깨끗해졌습니다. 통증도 없이 덧나지 않고 깨끗하게 나았습니다. 아로니아, 정말 대단합니다.

주정민(남, 28세, 폐결핵 폐수종)
2009년 구정 전 아들의 상태가 안좋아 고대안암병원에서 검사를 받았습니다. 아들의 병명은 명확하게 나오지 않았고 원인을 알 수 없이 폐에 계속 물이 차기 시작하는데 이 상태가 폐결핵과 관련이 있는 것 같다고 하여 한 주에 한 번씩 매번 1.5리터씩 폐속의 물을 뽑아내는 치료를 받았습니다.

그 후 호전이 되는 듯하여 퇴원을 하게 되었지만 퇴원 후 3개월 만에 다시 재발하여 병원을 찾았을 때 의사선생님께서는 더 이상의 치료는 힘들다고 하셨습니다.

지인으로 인해 아로니아 C3G 정보를 듣고 하나밖에 없는 아들을 살려보고자 하는 마음에 병원에서는 아무 것도 먹이지 말라고 했지만 4월 5일 아로니아 C3G를 구입해 먹기 시작했습니다.

복용한 지 15일만에 56kg이었던 몸무게가 62kg으로 늘었고 한 루에 한 번씩 가던 병원을 일주에 한 번씩 가게 되었습니다. 먹은 지 5개월만에는 혈액검사 결과에서 면역수치가 정상으로 올라갔고, 혈액도 맑고 깨끗한 상태라는 결과가 나와서 아들의 건강을 되찾게 되었습니다.

이제는 저는 물론이고 가족 모두가 아로니아 C3G 마니아가 되었습니다.

17. 자궁질환

자궁질환의 발생

스트레스와 독소로 인한 자궁점막세포의 산화적 손상oxidative damage 과 유전자 변이gene mutation는 자궁점막의 자연치유력을 감소시켜 만성 난치성 자궁질환월경곤란증·자궁염증·자궁근종·자궁암을 유발한다.

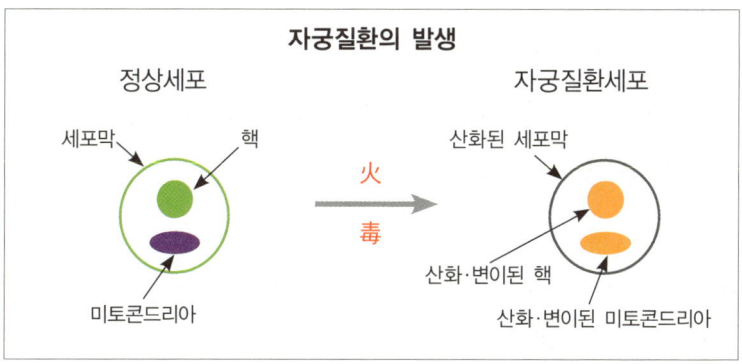

자궁질환에 대한 아로니아 C3G의 치유효과

① 자궁독소 제거작용

유해산소와 산화독소 등의 혈액독소는 혈류장해과 자궁세포의 심각한 손상을 야기한다. 아로니아 C3G는 혈독을 효과적으로 제거하여 월경곤란증·자궁염증·자궁근종·자궁암을 예방·개선한다.

② 유전자^{DNA} 복구작용

자궁점막 및 모세혈관의 유전자^{DNA} 손상은 근종이나 염증 등의 심각한 자궁질환을 유발한다. 아로니아 C3G는 DNA복구효소를 생성하는 강력한 세포신호전달분자^{CSM cell signaling molecule} 로 작용하여 자궁 및 혈관세포의 손상된 유전자^{DNA}를 신속하게 복구시킨다.

③ 노폐물 배설작용

아로니아 C3G는 자궁내 혈관을 확장시켜 노폐물과 염증물질을 신속하게 제거시킨다.

④ 다능 성체줄기세포^{MAPC multipotential adult progenitor cell} 활성화작용

자궁줄기세포는 자궁조직에 존재하며 자궁세포의 중요한 공급원이다. 아로니아 C3G는 MAPC를 활성화시켜 파괴된 자궁세포를 신속하게 보충한다.

⑤ 부작용·내성이 없어 장기간 사용해도 안전하다.

관련논문
"Therapeutical Properties of **aronia C3G**" Farmacja Polska (2001)
"**Aronia C3G** and their antioxidant activity" Eurofood (2005)

박미현(여, 50세, 생리불순 관절염 편두통)

저혈압, 고지혈증, 콜레스테롤과수치, 어깨눌림, 등눌림, 어지럼증, 이명현상, 퇴행성관절염, 하지정맥, 눈밑떨림, 심한 두통, 목뼈와 뒷목·뒤통수 뻐근함, 생리불순, 다크서클, 발뒤꿈치 통증, 저체온 증상 등이 있어 아침에 일어나는 것이 고통스러웠습니다.

심한 발뒤꿈치의 통증은 걸음걸이를 바꿀 정도였고 오후 4시만 되면 이미 에너지가 소진되어 지쳐버렸습니다. 건강한 것이 단 하나 있다면 늘 꿈이 있었고 긍정적인 가치관을 가진 것이었습니다.

만약에 아로니아 C3G를 만나지 않고 조금 더 시간이 흘렀다면 나 역시 어디선가 암이 생기지 않았을까 싶습니다. 아로니아 C3G와 노유파 지방산을 섭취하는 동안 아로니아 C3G는 1주일에 한 병씩 먹었는데 묵직한 두통, 가려움증, 거품나는 소변, 잦은 방귀, 온몸을 돌아 다니며 찾아오는 감전되는 것 같은 찌릿함 등 여러 호전반응을 겪으면서 하나하나 치유가 일어나기 시작했습니다.

한 달쯤 지났을 때 뒤꿈치 통증이 없어지기 시작했고 몸이 가벼워졌으며 심한 편두통이 사라지고, 4개월 후엔 이명현상, 어지럼증이 사라졌고 전반적으로 아픈 곳이 줄었습니다. 놀라운 것은 3개월 후 불규칙했던 생리주기가 28일로 맞춰지고 생리통도 많이 없어진 것입니다. 6개월쯤 후에는 자유자재로 고개를 돌릴 수 있었고 무릎 앞꼭지가 아파 계단을 내려오는 것이 불편했는데 그것도 모두 사라졌습니다.

몸이 따뜻해져서 내복없이 처음으로 겨울을 보내기도 했습니다. 최선을 다해 하루를 지내도 피곤하지 않고 지치지 않으며 어릴 때부터 따라 다니던 어지럼증과 이명현상도 말끔히 사라졌습니다.

제가 체험한 아로니아 C3G와 노유파 지방산은 지금까지 경험했던 그 어떤 건강식품과도 비교할 수 없을 정도로 효과가 탁월한 물질이라고 생각됩니다. 주변 사람들이 어떤 치유가 그렇게 강하게 일어났느냐고 물을 때 늘 이렇게 대답합니다. "내 몸속에 있는 피, 그 피가 완전히 바뀌었어요!"

그리고 마음 속으로 늘 아로니아 C3G에 감사를 보냅니다. "지독한 한겨울의 추위와 비 한 방울 안 내리고 16시간 내리쬐는 자외선의 여름이 만들어낸 적자색의 유일한 안토시아닌 100% C3G. 네가 나를 이렇게 치유시켰구나, 정말 고마워, 얼마나 힘들었겠니?"

10년 전 폴란드에서 아로니아를 가져와 지금까지 헌신적으로 임상연구와 신약개발을 하고 계신 장봉근 원장님께 다시 한번 진심으로 감사를 전합니다.

강운정(여, 33세, 생리통 생리불순)
초등학교 때 생리가 있었는데 초경 이후 지금까지 생리를 한 번도 제 날짜에 해본 적이 없습니다. 항상 월경주기가 35일, 40일 제멋대

로였고 냄새도 많이 나고 색깔도 검고 통증은 얼마나 심했는지 웬만한 사람들은 제 생리일을 모두 알 정도였습니다. 늘 그날이면 몸이 춥고 피곤하고 울렁거려 아무 것도 먹지 못하고 사흘 동안 누워서 지냈습니다. 심할 때는 토하기도 했습니다.

그런데 아로니아 C3G를 두 달 동안 섭취한 결과 점점 기력을 회복하여 몸이 피곤하지 않고 잠도 잘 오고 컨디션이 아주 좋아졌습니다. 3개월 후부터는 너무도 신기하게 생리주기가 남들처럼 28일로 정상회복되었습니다. 냄새도 없어지고 색깔도 예쁘고 몸이 정말 가벼워졌습니다.

빈혈도 좋아졌고, 눈의 충혈도 많이 없어져서 지금은 건강한 생활을 하고 있습니다. 세포의 감각이 살아났는지 원만한 부부관계를 가지게 된 것도 큰 변화입니다. 저도 활기가 넘치는 생활을 하고 있고요. 신기하다는 표현밖에 할 말이 없습니다. 지금은 예방을 위해 아로니아 C3G를 하루 10ml씩 먹고 있습니다.

18. 불임·미숙아·기형아·임신중독증

불임·미숙아·기형아·임신중독증의 발생

스트레스와 독소로 인한 정소·난소·수정란·자궁내막·모세혈관·장기의 산화적 손상oxidative damage과 유전자 변이gene mutation는 생식 관련세포의 자연치유력을 저하시켜 불임·미숙아·기형아·임신중독증 등을 초래한다.

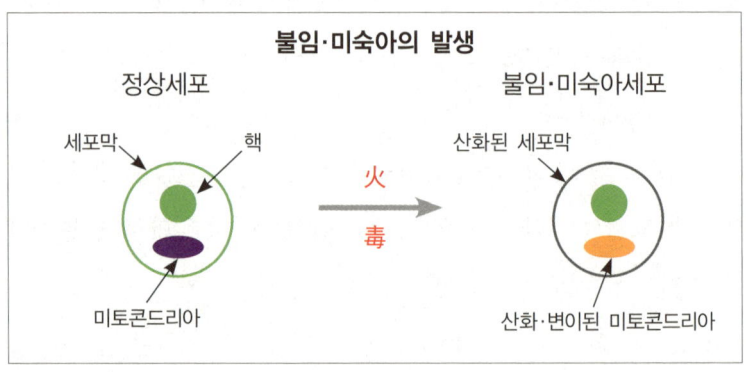

불임·미숙아·기형아·임신중독증에 대한 아로니아 C3G의 치유효과

① 독소제거작용

유해산소·산화독소 등의 혈액독소는 정소·난소·수정란·자궁내막·모세혈관 등 생식기 관련 조직세포의 심각한 손상을 야기하여 불임·미숙아·기형아·임신중독증 등을 초래한다. 아로니아 C3G는 생식기관련 조직세포를 손상시키는 혈액독소를 제거하여 불임·미숙아·기형아·임신중독증 등을 효과적으로 예방·개선한다.

② 유전자^{DNA} 복구작용
아로니아 C3G는 강력한 세포신호전달분자$^{CSM\ cell\ signaling\ molecule}$로 작용하여 손상된 정소·난소·수정란·자궁내막·모세혈관·장기의 유전자^{DNA}를 신속하게 복구시키고 새로운 건강한 세포들을 생성시킴으로써 불임·미숙아·기형아·임신중독증 등을 방지하는 탁월한 효과가 있다.

③ 다능 성체줄기세포$^{MAPC\ multipotential\ adult\ progenitor\ cell}$ 활성화작용
생식줄기세포는 주로 정소와 난소에서 발견된다. 혈독으로 손상당한 정자와 난자는 정상적인 임신이 불가능하다. 아로니아 C3G는 MAPC를 활성화시켜 손상된 정자와 난자를 신속하게 보충한다.

④ 부작용·내성이 없어 장기간 사용해도 안전하다.

관련논문
"Effect of **aronia C3G** on oligospermia in men" Ginekologia Polska (2001)
"**Aronia C3G** and their antioxidant activity" Eurofood (2005)

김주성(남, 39세, 불임증)

10년째 임신이 되지 않아 병원에서 검사한 결과 정자부족증이라는 진단을 받았습니다. 정자가 정상인의 20~30퍼센트 정도밖에 안 되어 정상적인 임신이 힘들다는 것이었습니다.

병원에서는 심한 스트레스와 흡연, 과음, 음식, 유전 등이 원인이며 시험관시술 이외에 특별한 치료방법은 없다고 했습니다. 그러나 시험관시술은 성공률도 낮고, 성공해도 아이가 건강하게 자라지 못한다는 말도 있고 해서 일단 보류하기로 했습니다.

그 후로 유명한 한의원에도 가보고 좋다는 것은 다 해보았지만 번번이 실패했습니다. 우리 부부는 아이를 간절하게 원했기 때문에 실망과 절망이 매우 컸습니다. 그러던 어느날 교회의 집사님이 불임에 좋은 천연식품이 있다면서 아로니아 C3G와 노유파 지방산을 소개해줘 아내와 같이 섭취하기 시작했습니다.

아로니아 C3G와 노유파 지방산을 섭취한 지 약 3개월 후에 임신에 성공하였고, 현재는 출산을 2개월 앞두고 있습니다. 불임으로 고생하는 모든 분들에게 아로니아 C3G와 노유파 지방산을 강추합니다.

19. 성기능장애

성기능장애의 발생

스트레스와 독소로 인한 생식기세포의 산화적 손상oxidative damage 과 유전자 변이gene mutation는 생식기세포의 자연치유력을 감소시켜 난치성 성기능질환발기부전·조루증·불감증을 초래한다.

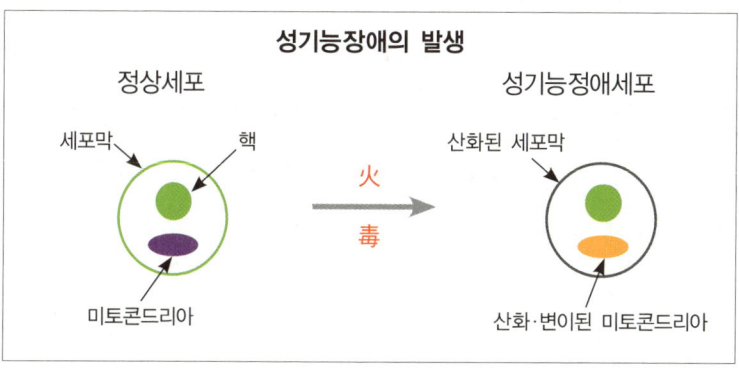

성기능장애에 대한 아로니아 C3G의 치유효과

① 혈액독소 제거작용

유해산소·산화독소 등의 혈액독소는 음경혈관·생식기혈관·정소·난소의 심각한 손상을 유발한다. 아로니아 C3G는 다양한 혈액독소를 신속하게 제거하여 발기부전 및 불감증을 근본적으로 예방·개선시킨다.

② 말초혈류량 증가작용
생식기 말초혈류량의 감소는 발기부전 및 불감증을 초래한다. 아로니아 C3G는 NO 합성효소를 활성화하고 말초모세혈관의 탄력성과 혈류량을 증가시켜 발기부전 및 불감증을 개선시킨다.

③ 유전자DNA 복구작용
생식기세포 및 주변 모세혈관의 유전자DNA 손상은 심각한 성기능 장애를 유발한다. 아로니아 C3G는 강력한 세포신호전달분자CSM cell signaling molecule로 작용하여 혈액독소에 의해서 손상된 혈관 및 정소·난소세포의 유전자DNA를 복구시킨다.

④ 다능 성체줄기세포MAPC multipotential adult progenitor cell 활성화작용
성체줄기세포는 생식기 주변 조직에 존재하며 생식기능에 중요한 역할을 담당한다. 아로니아 C3G는 MAPC를 활성화시켜 파괴된 생식기 및 혈관세포를 신속하게 보충한다.

⑤ 부작용·내성이 없어 장기간 사용해도 안전하다.

20. 전립선질환

전립선질환의 발생

스트레스와 독소로 인한 전립선세포의 산화적 손상oxidative damage 과 유전자 변이gene mutation는 전립선세포의 자연치유력을 저하시켜 만성 난치성 전립선질환전립선염·전립선비대증·전립선암을 유발한다.

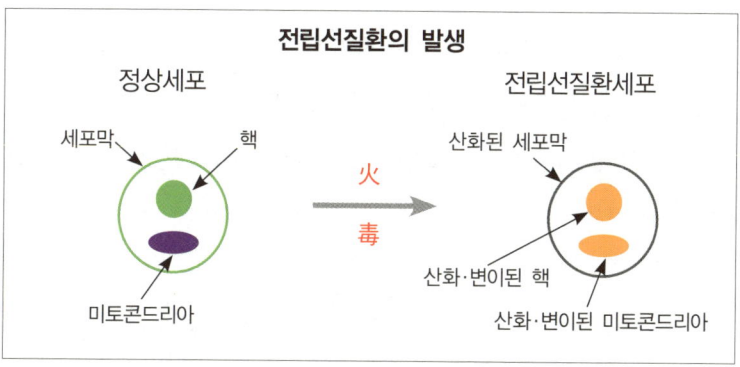

전립선질환에 대한 아로니아 C3G의 효과

① 전립선 독소 제거작용

유해산소·산화독소 등의 혈액독소는 심각한 전립선세포의 손상을 유발한다. 아로니아 C3G는 전립선을 손상시키는 혈액독소를 제거시킴으로써 전립선질환을 예방·개선한다.

② 유전자DNA 복구작용

전립선세포의 유전적 손상은 전립선비대증과 전립선암 등의 심각한 전립선질환을 야기한다. 아로니아 C3G는 강력한 세포신호전달 분자CSM cell signaling molecule로 작용하여 손상된 전립선세포의 유전자DNA를 신속하게 복구시킨다.

③ 다능 성체줄기세포MAPC multipotential adult progenitor cell 활성화작용

전립선세포의 노화는 전립선암과 같은 심각한 전립선질환을 야기한다. 아로니아 C3G는 MAPC를 활성화시켜 파괴된 전립선세포를 신속하게 보충한다.

④ 부작용·내성이 없어 장기간 사용해도 안전하다.

관련논문
"Therapeutical Properties of **aronia C3G**" Farmacja Polska (2001)
"**Aronia C3G** and their antioxidant activity" Eurofood (2005)

김학용(남, 65세, 전립선비대증)

저는 65세입니다. 60대의 65퍼센트가 전립선비대증으로 삶의 질이 떨어진다는 학설이 있지요. 저도 비뇨기과 검사결과 전립선비대증

이라는 진단을 받았습니다.

처방받은 양약 한 달분을 매일 저녁 잠자리에 들기 전에 한 알씩 복용해도 별다른 차도가 없었습니다. 그러다 아로니아 C3G라는 천연식품을 접하면서 5년 동안 시달리며 내심 암으로 전이되지 않을까 걱정했던 전립선비대증이 확연히 좋아졌습니다.

아로니아 C3G와 노유파 지방산을 같이 먹으면서 야간 소변횟수가 차츰 줄어들고 아랫부분의 불쾌감이 완화되었습니다. 섭취한 지 10개월째에 접어들면서 지금은 정상적인 생활을 하는데 불편이 없는 즐거운 일상을 보내고 있습니다.

안복남(가명, 남, 60대, 전립선염)
2009년 9월부터 남편과 함께 아로니아 C3G를 먹게 되었습니다. 남편은 전립선염으로 힘든 상태였고, 저는 기미 낀 피부와 비만, 오줌소태 등으로 고민이 많았습니다. 아로니아 C3G 복용 후 남편의 전립선염은 완치라 할 정도로 좋아졌고, 저는 살이 많이 빠지고 피부가 깨끗해지고 오줌소태가 사라져 너무 기쁩니다.

그리고 겨울에는 감기를 무척 심하게 앓곤 했는데, 지난 겨울에는 감기 증상이 전혀 나타나지 않아 아로니아 C3G 덕분인가 하고 있습니다. 우리 부부는 아로니아 C3G를 만난 이후로 병원갈 일이 없어져 행복합니다.

김명로(남, 47세, 전립선염 탈모 디스크 관절염 안구건조증 아토피성 피부염)

저는 자동차서비스업을 17년째 하고 있습니다. 서비스업이다 보니 평소 스트레스를 많이 받습니다. 10년 전에 교통사고가 났습니다. 목, 허리를 많이 다쳤습니다. 저는 평소에 잔병이 많았습니다. 탈모부터 시작해서 안구건조증, 디스크, 피부병, 무릎관절, 심지어는 정력도 약합니다.

그러던 중 아로니아 C3G과 노유파 지방산을 소개받고 먹기 시작했습니다. 몸에 좋다고 하여 먹기 시작했는데 처음에는 감기증상도 오고 가려움증에 얼굴홍조증도 오고 대변도 심하게 보더니 어느 순간 몸이 건강해지는 것을 느꼈습니다. 피곤함이 없어졌습니다. 팔, 다리, 발목이 쑤시고 아픈 것들이 다 나았습니다.

피부병으로 긁고 나면 피가 날 정도였는데 어느 순간부터 긁지 않았습니다. 전립선염 때문에 소변도 잘 못봤었는데 요즘엔 대소변도 잘 보고 있습니다.

지금껏 많은 건강식품을 먹어봤지만 아로니아 C3G만큼 특이한 케이스는 경험하지 못했습니다. 신기할 정도로 효과가 바로 오고, 몸이 건강해진다는 것을 스스로 느끼게 됩니다. 지금은 저희 아들에게도 조금씩 먹이고 있습니다.

아로니아 C3G 특허 및 인증자료

C3G 제조방법 특허

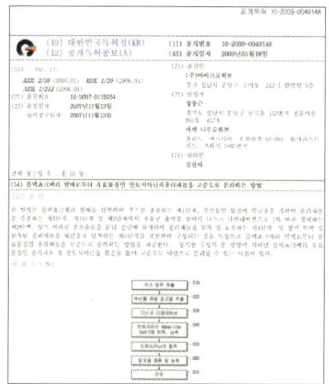

면역증강효과 특허

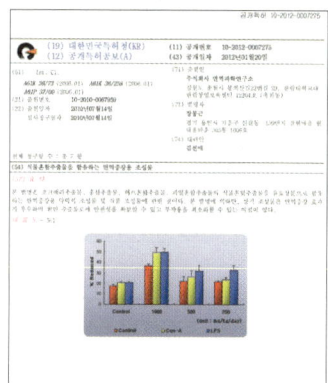

줄기세포활성화효과 특허

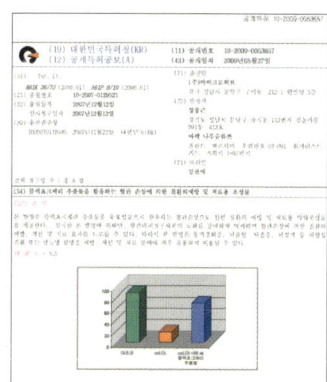

항암효과 특허

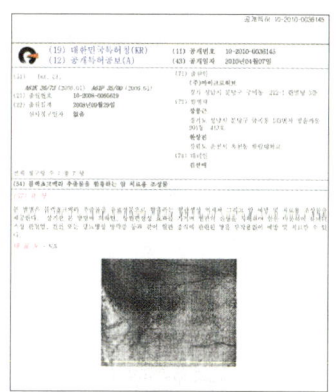

항당뇨효과(1) 특허

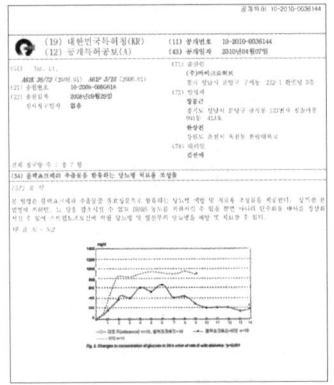

항당뇨효과(2) 특허

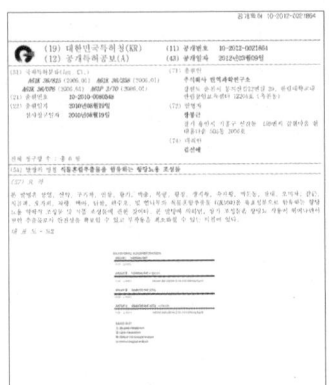

항동맥경화 및 항고혈압효과 특허

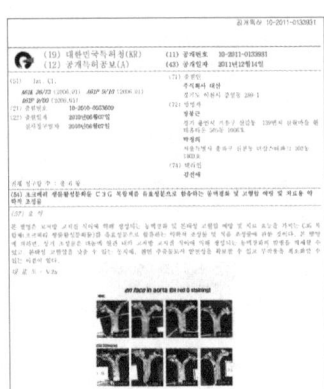

혈전억제효과 특허

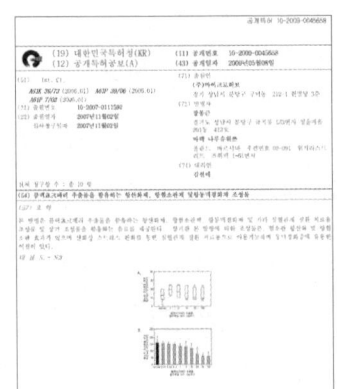

항균효과 특허

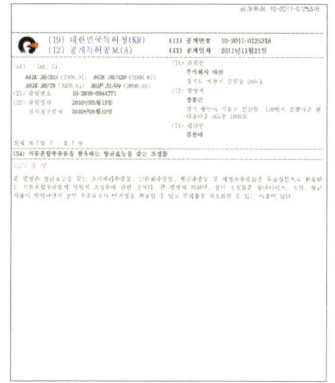

FDA시설등록 인증서

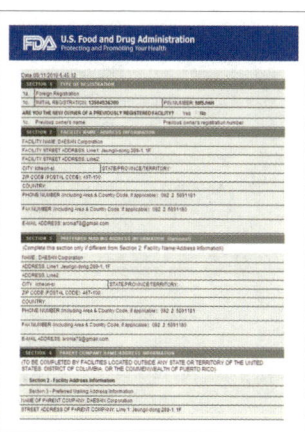

UN우수제품 인증서

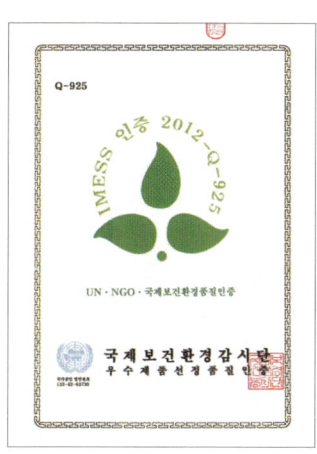

UN NGO 인증서

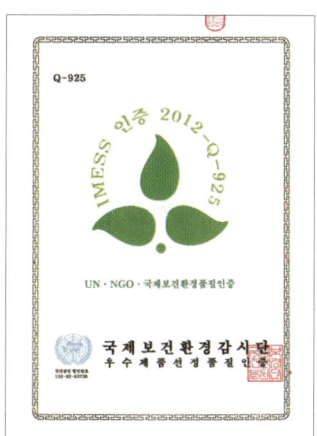

국제보건환경 인증서

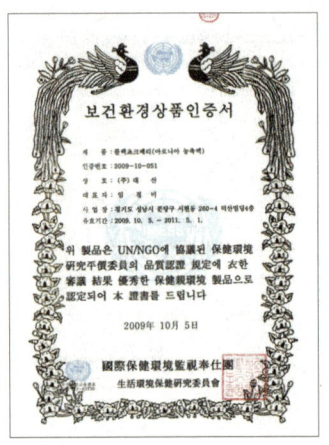

미생물검사 성적서

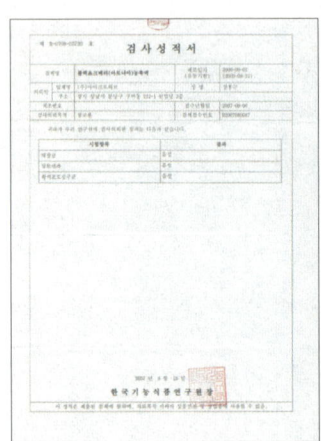

성분검사 성적서

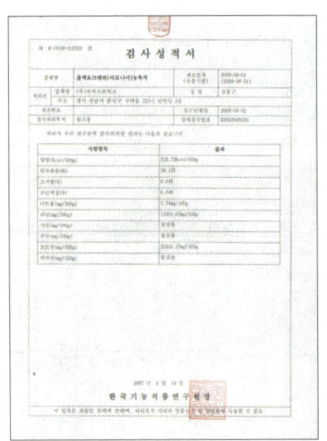

일본 후생성 검사 성적서

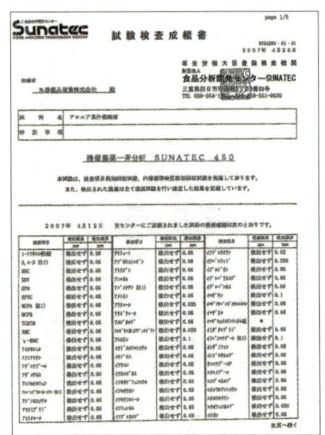

중금속검사 성적서

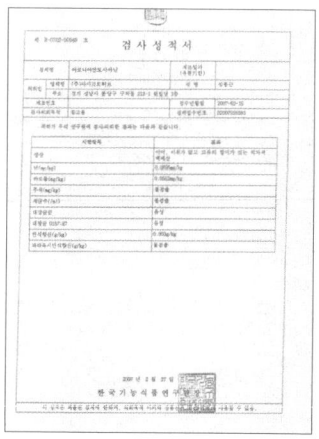

폴란드 원산지 증명서

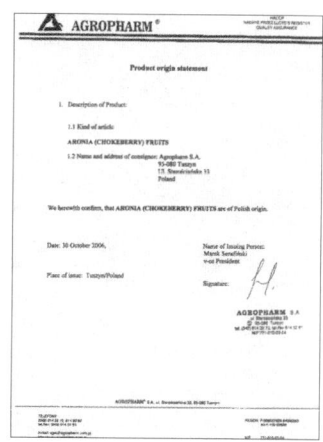

유럽 유기농인증서 및 특허등록증

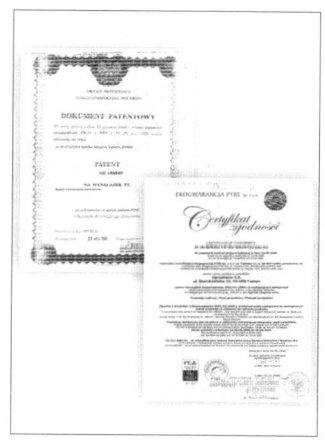

유럽 HACCP 인증서

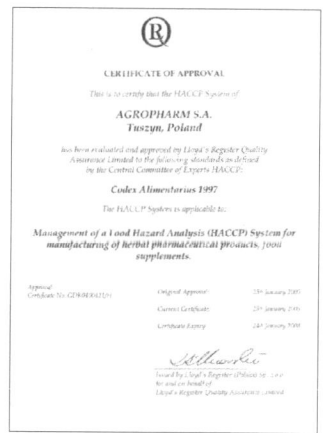

마렉 상표등록증　　　　　마렉앤잭 상표 서비스표 등록증

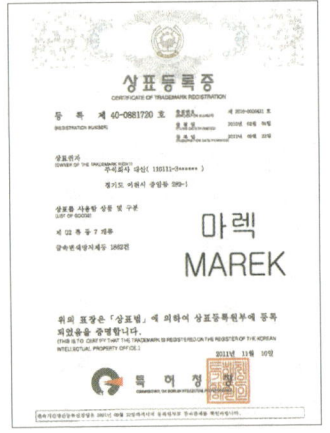
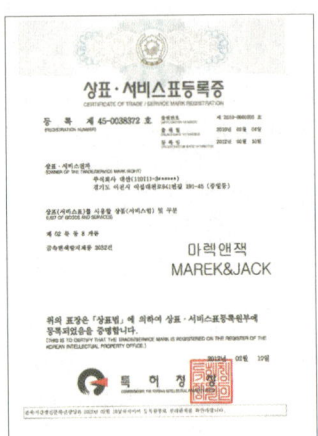

블랙초크베리 상표등록증　　　아로니아 상표 서비스표 등록증

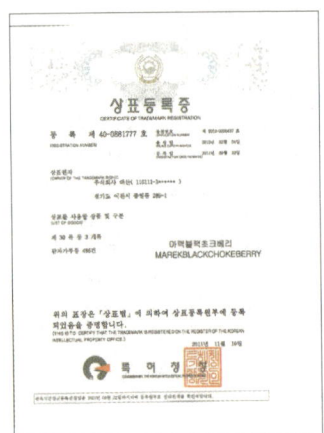
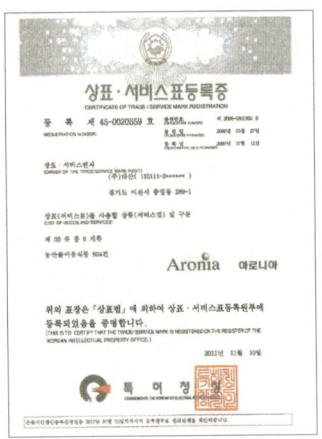

아로니아 상표등록증

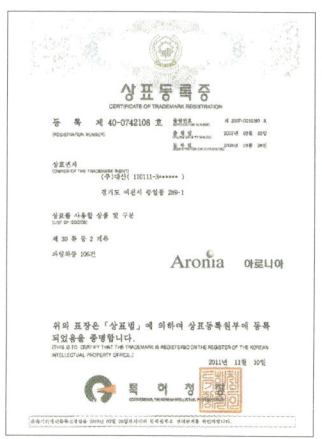

초크베리 상표등록증

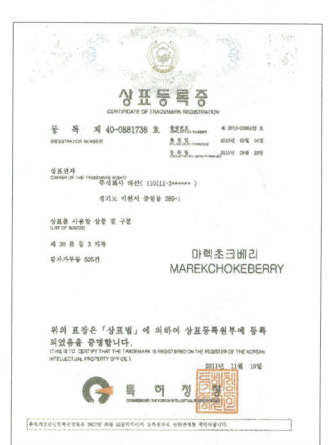

퀸스베리 상표등록증

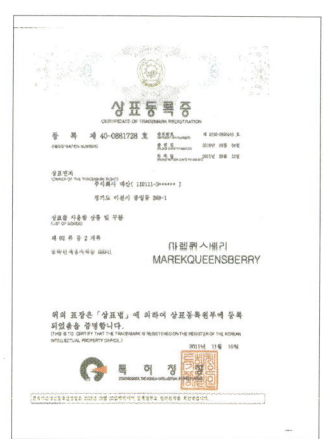

킹스베리 상표등록증

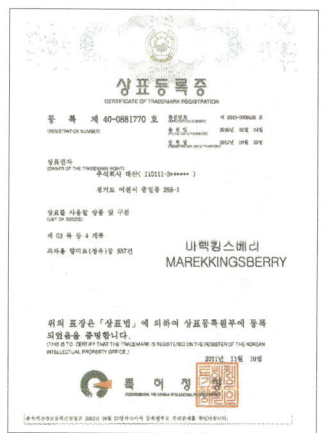

◇ 아로니아 원료 등급표(Aronia Brix & C3G Grade)

원료명	원료등급	Brix(%)	C3G Complex Index	적용분야	관련제품
아로니아 안토시아닌 분말	AAAAA	powder	83600	신약원료, 자연요법	진사황
아로니아 고농축액 분말	AAAA	powder	20900	건강식품, 자연요법	C3G 고농축액 CSM, C3 GM바이오클린
Marek. 아로니아 초고농축액	AAA	85	4420	건강식품, 자연요법	C3G 고농축액 CSM
Marek. 아로니아 고농축액	AA	65	3382	건강식품, 자연요법	C3G 바이오 클린
Marek. 아로니아 농축액	A	36	1873	건강식품	마렉 아로니아 농축액
수입산 아로니아 원액	B	12	1120	일반식품	라벤호르스트 아로니아, Aroniasaft, 웰파인 아로니아, 신비의 열매 아로니아
국내산 아로니아 원액	C	6	347	일반식품	

※ 이 등급표는 아로니아 원료의 농도(브릭스), C3G 및 식물유효성분(파이토케미칼)의 종류 및 함량, 제형 등을 전체적으로 고려하여 등급을 매긴 것으로 최종제품의 품질과는 무관합니다.

아로니아 C3G 언론보도자료

KBS뉴스 2007년 11월 22일

천연 동맥경화 치료제 개발

동맥경화 치료와 예방에 효과가 있는 C3G(아로니아열매추출물)라는 천연치료제가 국내 천연물신약개발연구소(대표 장봉근)와 폴란드 바르샤바 의대 연구진에 의해 공동 개발됐습니다.

C3G는 폴란드에서 자생하는 '아로니아'라는 식물에서 추출한 천연물질로 항산화제로 잘 알려진 '안토시아닌'이 주성분입니다.

폴란드 연구진이 동맥경화 환자에게 C3G를 투여한 결과, 동맥경화의 주요 지표인 혈관염증 단백질과 산화 콜레스테롤이 현저하게 떨어진 것으로 나타났습니다. 또, 혈압을 떨어뜨리고, 인슐린 저항성을 개선시키는 효과도 있는 것으로 나타났습니다.

C3G는 내년 삼성의료원에서 국내 환자를 대상으로 한 임상시험을 거쳐 국내에 출시될 예정입니다.

이충헌 기자

헬스조선　　　　　　　　　　　　　2008년 1월 3일

이 식물 먹으면 동맥경화까지 예방

아로니아(aroniaberry)란 식물에서 추출한 천연원료로 동맥경화를 예방할 수 있다. 국내 천연물신약개발연구소(대표 장봉근)가 폴란드 바르샤바의과대학과 공동연구해 아로니아베리란 식물을 원료로 한 동맥경화치료제인 C3G(아로니아 열매 추출물)를 개발했다.

C3G는 심혈관계질환 개선에 탁월한 효능을 갖고 있으며, 지구에 현존하는 식물 중 안토시아닌을 가장 많이 함유하고 있는 물질. 기존의 동맥경화 치료제는 치료기능만 가질 뿐, 질병의 예방효과는 없었고, 환자의 상태가 심각해져도 약물내성문제로 투여증량에 한계가 있었다.

하지만 천연신약물질인 C3G는 기존의 치료제와 병용 투여가 가능할 뿐 아니라 투여용량을 자유롭게 높일 수 있어 훨씬 안전한 치료법으로 주목된다. 뿐만 아니라 동맥경화에 걸릴 우려가 있는 사람이 복용할 때는 예방의 효과까지 있다는 점이 가장 큰 특징이다.

장봉근 대표이사는 "고령화 시대가 도래함에 따라 삶의 질을 중요시 여기에 되면서 의약산업이 치료형에서 예방형으로 바뀌고 있다"며 "천연물신약은 질병의 예방뿐 아니라 장기간 복용이 가능하고 부작용이 적다는 이유로 앞으로도 더욱 다양한 분야에서의 연구개발이 이뤄질 것으로 전망된다"고 말했다. 이 신약물질은 내년 초 삼성서울병원에서 임상실험을 시작할 예정이다.

헬스조선 편집팀

고혈압·동맥경화 신약 나온다
아로니아 추출물로 아스피린 대체 임상시험…
삼성의료원과 연구협약

나무딸기(베리)류 중 가장 강력한 항산화 기능을 갖고 있는 아로니아베리(블랙초크베리) 추출물이 동맥경화와 고혈압을 예방하고 치료하는 신약으로 개발된다. 이 천연물이 상품화되면 혈전 형성을 억제하는 저용량 아스피린을 대체할 것으로 예상된다.

천연물신약개발연구소(대표 장봉근)는 이같은 효능을 지닌 신약을 개발하기 위해 최근 삼성의료원과 임상연구협약을 맺었다고 28일 밝혔다. 이 회사는 오는 8월 말까지 삼성의료원에서 쥐를 이용한 동물실험을 마친 뒤 연말 신약 임상시험 승인서를 식품의약품안전청에 제출, 내년 상반기 중 2상과 3상 임상시험을 삼성의료원과 폴란드 바르샤바의대에서 동시에 진행할 예정이다.

이어 2010년 초 신약허가를 신청해 승인이 나는 대로 한국에서 먼저 의약품으로 내놓은 뒤 유럽 지역으로 진출할 계획이다.

폴란드 등 동유럽에 자생하는 나무딸기의 일종인 아로니아베리는 항산화작용을 하는 안토시아닌 함량이 같은 과 식물인 블루베리의 5배, 크랜베리 및 블랙커런트의 10배, 복분자의 20배, 포도의 60배에 달하는 것으로 분석돼 있다.

마렉 나루셰비츠 폴란드 바르샤바 의대 교수는 아로니아베리 추출물의 표준화에 성공한 뒤 혈관의 노화 및 동맥경화 예방 효과를 임상연구를 통해 입증해 왔다.

임상시험을 주도할 박정의 삼성서울병원 순환기내과 교수는 "폴란드 바르샤바 의대에서 심근경색에 걸렸다가 회복된 44명을 대상으로 비교 연구한 결과 C3G(아로니아열매추출물)를 하루에 100㎎씩 세 번 복용하면 6주 후 체내 염증·동맥경화 예고·세포 산화 등의 지표가 23~40%가량 감소하는 것으로 나타났다"고 설명했다.

이에 비해 위약(플라시보)은 지표 수치가 오히려 늘어났다. 박 교수는 "C3G는 뛰어난 동맥경화 억제 효과가 있는 것으로 평가된다"며 "저용량 아스피린에 필적할 만한 심혈관질환 예방 신약이 될 것으로 기대된다"고 덧붙였다.

장봉근 대표는 "지난해 국내에서 혈전억제제인 저용량 아스피린이 333억 원어치 팔렸다"며 "아로니아베리 추출물은 아스피린보다 안전성이 높기 때문에 아스피린 시장을 대체할 경우 연간 500억원 이상의 매출이 가능하다"고 말했다.

정종호 기자

한국경제　　　　　　　　　　2008년 5월 20일

심은진, 폴란드 아로니아 홍보대사 위촉!

연기자 심은진이 아로니아 홍보대사로 위촉됐다. 심은진 씨는 27일 서울 사간동 주한 폴란드 대사관에서 마렉 차우카 폴란드 대사와 아로니아 독점 수입사인 천연물신약개발연구소(대표 장봉근)가 참석한 가운데 폴란드 정부로부터 아로니아 홍보대사 위촉장을 받았다.

이날 위촉된 심은진은 폴란드 국가의 홍보대사로서, 폴란드를 한국에 알리는 역할을 수행할 뿐 아니라 폴란드의 약용 특산물인 아로니아 과일의

홍보대사도 맡게 됐다. 폴란드 대사인 마렉차우카대사는 "심은진 씨의 활달한 이미지와 아름다움이 폴란드의 특산물인 아로니아베리와 많이 닮아 심은진 씨를 아로니아 홍보대사로 임명하게 됐다"고 밝혔다.

심은진은 폴란드 아로니아 홍보대사로서 드라마 촬영이 끝나는 대로 폴란드 국빈으로 초대를 받을 예정이다. 그룹 베이비복스 출신 심은진은 KBS '대조영'에 출연해 연기력을 인정으며 연기자로 데뷔, 현재 MBC 드라마 '라이프 특별조사팀'에 출연중이다.

김명신 기자

한국경제 2008년 6월 19일

아로니아, 동맥경화 막는 치료의 열매

천연생약 중에서 가장 강력한 항산화효과를 인정받고 있는 것이 블루베리 등 베리류(나무딸기)다. 성분끼리 항산화 능력을 비교한 데이터는 아직 없으나 폴리페놀(플라보노이드) 계열의 안토시아닌 성분이 가장 강력한 항산화효과를 낸다는 데에는 학계에 이렇다할 이견이 없다.

블루베리는 최근 노화를 지연시키고 성인병과 건망증을 막는 데 도움이 되는 것으로 알려지면서 주스 등 다양한 제품으로 팔리고 있다. 영국 리딩대학의 제러미 스펜서 분자영양학 교수는 12주에 걸쳐 매일 한 차례 정규식사 때 블루베리 300g씩을 먹게 한 결과 3주째부터 공간작업기억이 향상됐다고 지난 4월 발표했다.

블루베리에 특히 많이 함유돼 있는 안토시아닌과 플라보놀 같은 플라보노이드가 이러한 효과를 가져온 것으로 생각된다고 스펜서 교수는 말했다. 특히 플라보노이드 분자들은 뇌에 해로운 물질이 들어가지 못하게 막는 관문인 혈관-뇌 장벽(BBB:blood-brain barrier)을 통과해 뇌신경세포의 신호전달을 촉진하고 신경재생을 자극함으로써 학습과 기억기능을 향상시키는 것으로 추정됐다.

그런데 최근 블루베리보다도 강력한 항산화효과를 나타내는 베리류가 국내 시장에 소개돼 건강증진에 기대를 거는 많은 사람들이 반기고 있다. 일명 아로니아(블랙초크 베리)가 그것이다.

아로니아는 폴란드 등 동유럽에 자생하는 나무딸기의 하나로 강력한 항산화 작용을 나타내는 안토시아닌 함량이 같은 과 식물인 블루베리의 4배, 크랜베리의 10배, 블랙커런트의 4.5배, 라즈베리(복분자)의 5배, 포도의 80~180배에 달해 혈관의 노화 및 동맥경화를 예방하는 효과가 기대되고 있다.

안토시아닌은 같은 항산화제이지만 녹차에 풍부한 카테킨, 커피·녹차·사과에 풍부한 클로르겐산보다도 최소 몇십 배 강력한 항산화효과를 내는 것으로 알려져 있다. 이런 탁월한 효과 때문에 아로니아 추출물을 국내로 독점 수입하는 마이크로허브(대표 장봉근)는 이를 이용해 동맥경화 예방약 겸 치료제 개발을 추진중이다.

안토시아닌은 관상동맥의 염증과 산화된 저밀도지단백(OX-LDL)을 감소시키고 혈관내피세포에서 산화질소(NO)를 발생시켜 혈관을 유연하게 함으로써 동맥경화 등에 의한 심장병 위험을 낮출 수 있다. 신경보호작용이 있어 뇌졸중으로 인한 뇌세포 및 뇌신경 손상을 방어한다.

또 아디포넥틴을 증가시켜 당뇨병과 그 합병증을 예방한다. 아디포넥틴은 지방세포에서 방출되는 호르몬의 하나로 탄수화물과 지방을 대사시키는 효소를 활성화해 혈당과 혈중 지질을 낮추는 역할을 한다.

이 밖에 녹내장·백내장·황반변성 등 노인성 안과질환에 대한 예방, 각종 환경유해물질로부터 세포노화 방지 등의 효과를 낸다. 문제는 천연식품에서 다량의 안토시아닌을 얻기가 어렵다는 것. 현재로서는 아로니아가 가장 적합한 항산화 작물이다.

장봉근 대표는 "검은콩 껍질에서 다량의 안토시아닌을 얻을 수 있지만 국산 검은콩 값이 만만찮은 데다 분리공정의 어려움 때문에 상업화에 장애가 있다"며 "열매를 수확한 후 곧바로 분쇄해 추출물을 뽑아내는 아로니아만큼 안토시아닌 수율이 좋은 작물은 없다"고 주장했다.

안토시아닌은 검붉은 듯하면서 보라색을 띠는 식품에 많이 들어있다. 최근 부각된 보라 고구마의 경우 보라색 껍질 부분에만 안토시아닌이 다량 함유돼 있지 고구마 속에는 그리 많은 양이 들어있지 않다. 검은 가지도 세계적으로 항산화·항암효과를 인정받는 식품이다. 가지의 안토시아닌은 혈관 보호작용을 하고 알칼로이드는 항암 효과를 발휘한다. 지방질을 잘 흡착해 혈관 안의 노폐물과 함께 배출하는 능력이 뛰어나므로 혈중 콜레스테롤을 낮추고 암 증식을 억제하는 효과가 우수하다.

하지만 가지 역시 껍질부분에 이런 영양소가 밀집해 있다는 한계가 있다. 아로니아 추출물은 농축액 주스는 물론 즉석 쌀국수, 예방 치약, 종합 항산화제, 다류, 건강기능개발 식품, 동맥경화 예방 및 치료제 등으로 시판되고 있거나 준비 중이다.

정종호 기자

세계일보 2008년 7월 7일

"폴란드의 '인삼' 아로니아,
세계적 신약으로 키울 것"

"우리나라에 세계적인 약용식물인 인삼이 있다면 폴란드에는 아로니아가 있습니다" 마이크로허브 장봉근 대표는 보기 드문 약사 출신 바이오벤처 최고경영인(CEO)이다.

장 대표는 인천에서 개인약국을 운영하면서도 늘 천연약재에 관심을 쏟아왔다. 부작용 없이 치료 효과가 큰 약용 식물을 찾기 위해 국내는 물론 세계 곳곳을 누볐다. 2000년에는 아예 약국을 접고 마이크로허브란 회사를 차렸다. 마침내 2002년 무렵 스위스 제네바에서 폴란드산 약용식물인 아로니아와 만나게 됐다.

"프랑스 와인이 심장병 예방에 좋다고 하지만 아로니아에 비할 바 아닙니다. 아로니아에는 프랑스 와인보다 안토시아닌이란 물질이 80배나 많이 들어 있습니다."

이 같은 사실을 파악한 폴란드 정부는 1980년 무렵부터 아로니아를 국민 건강식품으로 키운 결과 대량 재배에 성공, 폴란드에서는 현재 전세계 수확량의 95%를 생산해내고 있다. 아로니아 덕에 유럽에서 소금과 육류를 가장 많이 섭취하기로 유명한 폴란드인들의 심장병이나 암 사망률은 뚝 떨어졌다.

"국제 약학계에서는 1990년대 들어 아로니아의 약리 효과에 주목, 그간 수 십여 편의 논문을 쏟아냈고 2004년에는 사이언스지에서도 주요 논문으로 다루기도 했습니다."

이를 통해 고혈압·당뇨·전립선질환·암 등 고령화 사회의 만성질환 대부분에서 아로니아의 약리 효과가 입증됐다는 설명이다. 장 대표는 "가능성을 확인하자마자 아로니아의 상품화를 주도해 온 폴란드의 A사와 접촉, 아시아 전체 시장에 대한 파트너십을 확보했다"며 "주한 폴란드 대사관에서도 자국의 특산물을 널리 알리기 위해서인지 적극적으로 후원해 주고 있다"고 밝혔다.

장 대표는 "삼성서울병원이 동맥경화와 고혈압 예방·치료제 원료로서 아로녹스에 관심을 보여와 현재 삼성의료원 심장센터 박정의 교수팀과 임상실험을 진행 중"이라며 "향후 안정적인 치료 효과가 입증될 경우 세계적인 신약으로 키워가겠다"고 밝혔다.

홍진석 기자

프라임경제 2008년 7월 7일

유럽 전통 민간약용 '아로니아 열매' 국내 첫선
암세포 성장·혈관 노화 억제 효능

국내 신약개발 회사인 (주)마이크로허브(대표 장봉근)가 최근 서울삼성병원과 '아로녹스' 임상연구 협약 체결을 맺어 화제를 모으고 있다.

아로니아 열매의 추출물인 아로녹스는 (주)마이크로허브가 폴란드 바르샤바의과대학과 공동연구로 개발한 동맥경화치료제로 북아메리카에서 재배되는 것으로 일부 알려졌지만, 실제 원산지는 러시아와 동북유럽, 특히 폴란드다.

아로니아의 '안토시아닌'이라는 성분은 블루베리, 블랙베리, 아사이베리, 크랜베리 등 베리류의 과일에 높은 농도로 존재한다. 그중 폴란드에서 재배되는 야생 아로니아 열매는 최고의 안토시아닌 농도로 블루베리의 5배, 아사이베리의 5배, 크랜베리의 10배, 블랙커런트의 10배, 복분자의 20배, 포도의 60배 등 엄청난 양을 함유하고 있다.

이는 유럽의 폴란드 정부와 과학

자들이 폴란드의 국민병인 고혈압과 동맥경화를 치유하기 위해 치러진 임상실험 결과에서 암세포의 성장과 전이뿐 아니라 혈관의 노화를 억제하는 성능이 있는 것으로 밝혀졌다.

연구결과 폴란드 아로니아 열매에 함유된 안토시아닌 함량이 프랑스 레드와인의 80배라는 사실이 이를 뒷받침하고 있다. 유럽에서는 중세시대부터 아로니아를 만병통치약으로 여겨 왔으며 오랫동안 심장질환, 당뇨, 암, 소화기질환, 호흡기질환, 미생물감염, 변비, 전립선 등의 질환에 민간 약용식물로 흔히 애용돼 왔다.

미국의 뉴스위크지 보도에 따르면, 아로니아 주스를 매일 마실 경우 인체세포의 DNA 손상을 막아 노화와 동맥경화, 그리고 당뇨 예방에도 효능이 있는 것으로 알려졌다.

즉 기존 동맥경화치료제가 치료로서의 기능만 있을 뿐 질병 예방에 대한 효과가 없었고 투여량도 한계가 있었다. 하지만 아로녹스는 기존 치료제와의 병용투여는 물론 투여용량도 자유롭게 높일 수 있어 안전한 치료법으로 꼽힌다.

장봉근 (주)마이크로허브 대표가 아로니아를 처음 접한 것은 지난 2002년 스위스 비타푸드박람회에서였다. 당시에는 아로니아가 음료로만 개발된 상태였지만 장대표는 아로니아 효능에 대해 알게 되면서 아로녹스 개발에 공동 참여했다. 장대표는 "아시아권 수출은 물론 유럽으로의 역수출도 가능하다"며 "이 판권이 미국 FDA의 승인을 받을 경우 약 2조 원대의 고부가가치 창출이 가능한 수출에너지가 될 것"이라고 밝혔다.

장대표는 이어 "인간의 건강과 생명연장은 목표로 질병의 치료와 예방에 힘쓰며 유익하고 자연 환경에 부정적인 요소를 줄일 것"이라면서 "친환경적인 신물질과 신제품의 개발을 통해 아시아, 유럽, 미국 등의 바이오 선진국에서 인정받는 다국적 바이오 기업으로 성장하기 위해 노력할 것"이라고 덧붙였다.
한편 풀무원과 메이지유업 등 국내 식품업계는 최근 (주)마이크로허브로부터 아로니아 원유를 공급받아 신제품 제조, 판매를 앞두고 있는 것으로 알려지고 있어 조만간 아로니아 제품이 국내 시장에서도 보편화할 것으로 전망된다.

이연춘 기자

국민일보   2008년 11월 2일

아로니아 신물질 'C3G' 암과 당뇨 등 특허출원

나무딸기류 과일 '아로니아(일명 블랙초크베리)'에서 추출한 항산화물질 '안토시아닌'을 주성분으로 하는 천연물 신약이 폴란드와 국내 과학자들에 의해 개발되고 있다.

신약개발 회사인 마이크로 허브(대표 장봉근)는 한림대 생명과학부 한상진 교수팀과 함께 2년여에 걸친 연구를 통해 폴란드산 아로니아에서 추출한 '안토시아닌'이 당뇨병과 암 예방 및 치료에 효과가 있다는 사실을 밝혀내고, 관련 기술에 대한 국내 특허를 최근 출원했다고 2일 밝혔다.

동유럽에서 주로 자생하는 아로니아는 강력한 항산화작용을 하는 안토시아닌 함량이 같은 과 식물인 블루베리의 5배, 크랜베리의 10배, 복분자의 20배, 포도의 80배에 달하는 것으로 알려져 있다.

마이크로 허브는 지난해 9월 삼성서울병원 순환기내과 박정의 교수와 폴란드 바르샤바의대 마렉 교수가 공동 진행한 아로니아 추출물의 고혈압 및 동맥경화 치료 및 예방 효과에 대한 연구결과도 이달 28일쯤 발표할 예정이다. 2006년부터 아로니아 추출물을 폴란드로부터 독점 수입하고 있는 마이크로허브 장봉근 대표는 "내년부터 임상시험에 돌입해 2010년쯤에는 부작용 없는 고혈압·동맥경화·당뇨병·암 치료 신약을 내놓을 수 있을 것"이라고 말했다.

민태원 기자

메디컬투데이 2010년 4월 27일

아로니아, 비만막고 당뇨병·암까지 예방

초크베리(Chokeberry) 추출물이 체중 증가를 조절하고 혈당 및 염증 역시 조절할 수 있는 것으로 밝혀졌다.

27일 미농무부 연구팀이 밝힌 당뇨병 전구단계 질환을 앓는 쥐에게 초크베리 추출물을 장기간 투여한 임상시험 결과에 의하면 초크베리가 특히 안토시아닌(anthocyanins)이라는 항산화성분이 매우 많이 함유돼 있어 햇빛에 의해 유발되는 산화스트레스를 막는 것으로 나타났다.

또한 대기오염 노출이나 대사유발 유리기에 의한 각종 체내 손상으로부터 인체를 보호하는 것으로 조사됐다.

실제로 많은 연구결과 초크베리를 섭취하는 것이 암부터 비만까지 각종 장애 발병을 예방하며, 이 같은 효과는 안토시아닌의 강력한 항염작용에 의해 유발되는 것으로 확인됐다.

또한 초크베리 속에 함유된 일부 안토시아닌은 혈당 및 인슐린의 작용을 개선시키는 효과도 있는 것으로 나타났다.

신현정 기자

아로니아, 당뇨병 예방에 특효

나무딸기의 일종인 초크베리(chokeberry)가 당뇨병 예방에 특효가 있다는 연구결과가 나왔다. 미국 농무부의 리처드 앤더슨(Richard Anderson) 박사는 초크베리가 혈당을 억제하고 인슐린의 기능을 향상시키는 효과가 있다는 사실을 쥐실험을 통해 밝혀냈다고 사이언스 데일리가 25일 보도했다.

앤더슨 박사는 수컷 쥐 18마리에 6주 동안 과당이 많이 함유된 먹이를 주어 인슐린 민감성이 둔화된 당뇨병 전단계에 이르게 한 뒤 일부에게는 순수한 물을, 나머지에게는 초크베리 추출물이 많이 또는 적게 함유된 물을 6주 동안 주었다. 그 결과 초크베리 추출물이 조금 또는 많이 섞인 물을 먹은 쥐들은 모두 순수한 물만 먹은 쥐들에 비해 거의 비슷한 수준으로 체중과 체지방(특히 복부지방)이 줄고 혈당과 중성지방의 혈중수치가 낮게 나타났다.

이 쥐들은 또 총콜레스테롤과 나쁜 콜레스테롤인 저밀도지단백(LDL)의 혈중수치도 떨어졌다. 또 이 쥐들은 외상이나 감염 후 염증을 일으키는 단백질인 인터류킨-6(IL-6)을 만드는 유전자의 발현이 줄었다. 당뇨병, 관절염, 동맥경화 환자의 경우 이 단백질이 만성적으로 과다생산 된다.

다른 종류의 딸기와는 비교할 수 없을 만큼 항산화물질인 안토시아닌이 많이 함유되어 있는 초크베리는 날로 먹으면 상당히 쓰기 때문에 가공이 필요하다. 이 연구결과는 미국 캘리포니아주 애너하임에서 열린 '실험생물학 2010'(Experimental Biology 2010) 학술회의에서 발표되었다.

한성간 기자

보건뉴스　　　　　　　　　　　　　　　　　　2012년 1월 9일

'생명의 열매' 아로니아! 자연치유력 키운다
강력한 면역물질 'C3G' 함유량 자연계 최고…
혈류개선·노화방지에 각종 성인병 예방까지

　모든 생물은 스스로 자신을 치료할 수 있는 능력을 지니고 있다. 나무나 풀은 상처가 나도 곧 스스로 아문다. 동물들도 야생상태에서 상처를 입거나 다친 경우 저절로 낫는다. 사람 역시 마찬가지다. 부딪쳐서 멍이 들고 넘어져서 피부가 상처를 입은 경우 특별한 치료를 하지 않아도 저절로 상처가 아물고 멍이 풀린다.

　이렇듯 약의 도움없이 스스로 체내 독소와 질병 세포가 제거되고 세포가 복구되는 현상을 자연치유라 할 수 있다. 발암물질과의 접촉을 제외하고 암이 생기는 가장 큰 이유는 활성산소와 스트레스, 그리고 호르몬 이상이다.

　산화의 주범은 활성산소로 인체의 모든 장기에 작용한다. 췌장의 베타세포에 해를 끼치면 당뇨병에 걸리고 다른 장기의 세포나 DNA에 변형을 일으키게 되면 암도 유발할 수 있다. 노화를 앞당기는 것은 물론이고 매끈매끈한 혈관벽을 너덜거리게 만들어 심혈관질환의 원인이 되기도 한다. 너덜거리는 혈관벽에는 지방이 쌓이기 쉽고 지방이 쌓인 혈관벽은 점차 두꺼워지고 탄력을 잃어 동맥경화증을 일으키고 이는 협심증이나 심근경색, 또는 중풍으로 발전한다.

　이처럼 활성산소는 우리 몸의 모든 부위에 해를 끼칠 수 있다. 활성산소를 많이 발생시키는 원인은 스트레스, 담배, 자외선, 대기오염물질 등이다. 과식과 과음 역시 마찬가지다.

■ 체르노빌 원폭서도 생존

미국의 암학회가 발표한 '암 예방 십계명' 중에는 '하루에 5가지 다른색의 야채와 과일을 5번 먹는 것'이 들어 있다.

각기 다른 색을 내는 야채와 과일의 색소에 들어있는 파이토케미컬(식물성 화학물질)이 암과 심장병을 예방하고 항암, 항산화작용을 하기 때문이다. 그러나 이렇게 먹으려면 소처럼 하루 종일 씹고 있어야 할 것이다.

자연치유력이 왕성한 건강한 인체 안에서는 암세포에 꼬리표가 달리게 돼있다. 면역세포들이 이 꼬리표를 보고 암세포임을 알아챈 후 공격하게 돼 있는데 영양의 균형이 맞지 않으면 면역세포가 암세포를 알아채지 못해 암을 키우게 되고 만다. 그러므로 자신에게 잘 맞는 면역강화와 항산화작용을 하는 식품을 택해 영양의 균형을 맞추는 식생활을 하는 것이 바람직하다고 볼 수 있다.

'동양이 만병통치약'이 홍삼이라면 '유럽의 만병통치약'은 아로니아(Aronia melanoc arpa)라고 불리울 정도로 아로니아의 효능은 다양하며 매우 우수한 것으로 알려져 있다. 특히 아로니아는 1986년 우크라이나 체르노빌에서 발생한 지구 역사상 가장 큰 원자력발전소 폭발사고에서 유일하게 살아남아 방사선에 피폭된 사람들을 치료한 식물로 유명하다. 유럽에서는 최고의 자연치유물질로 평가받고 있다.

■ 아로니아 특징

아로니아는 안토시아닌 함유량이 베리류 열매 중 자연계 최고를 자랑하며 카테킨과 클로르겐산 함유량도 단연 최고다.

식물은 동물처럼 움직이지 못하기 때문에 햇빛과 병풍해로부터 자신을 보호하기 위한 방어물질 즉, 식물성 면역물질을 생산해 낸다. 식물성 면역력은 주로 열매껍질에 집중적으로 분포대 아로니아는 혹독한 추위아 눈,

우기없는 지독한 가뭄, 살인적인 자외선과 거센 바람 등을 극복하는 과정에서 자신만의 독특하고 강력한 면역물질인 C3G를 만들어 낸다. C3G 함유량이 자연계 최고다.

■ 주요성분

주요 폴리페놀 성분으로 아로니아 열매 안에 함유된 안토시아닌은 자연계에서 유일하게 100% 시아닌 계열의 안토시아닌으로 C3G라고도 한다. 시아닌은 아글리콘과 당으로 결합된 배당체로써 자연계에서는 유일하게 시아니딘 3-O-Xyloside를 함유하고 있다.

그외 폴리페놀 성분으로 카테킨(에피카테킨, 에피갈로카테킨), 탄닌, 클로르겐산을, 카로티노이드류로는 루테인, 크립토크산틴, 베타카로틴, 라이코펜 등을 함유하고 있다.

최근 임상실험에서 인체 줄기세포를 무려 4배 이상 활성화시키는 작용이 밝혀졌다.

■ 아로니아 C3G란?

아로니아 C3G 고농축액은 블루베리액 250배, 아사이베리액 300배, 라즈베리액 200배, 포도액 800배에 해당하는 안토시아닌과 파이토케미칼을 함유하고 있다. 아로니아 열매에 함유한 유일한 안토시아닌으로 식물에서 자외선과 독소에 대한 방어기능을 담당한다.

최근 유럽에서 실시된 임상시험에서 아로니아 C3G가 인체 줄기세포와 면역세포를 활성화시키고, 질병세포를 사멸시키고, 혈관을 확장시키고, 혈독을 제거하는 혈류작용이 있는 것으로 밝혀지고 있다. 뿐만 아니라 아로니아 C3G는 종양과 염증, 그리고 지방세포 성장에 필요한 혈관 생선을 4배 이상 억제하는 것으로 확인된 강력한 자연치유물질이다.

미국농무부와 사이언스 데일리지에서 아로니아 C3G의 당뇨병, 비만 예방 효과를 밝혔다.

또한 바르샤바의대 마렉 교수는

아로니아 C3G는 줄기세포의 노화를 막는 강력한 물질로 건강 유지와 수명 연장에 뛰어난 물질이라 발표했다.

젊어지는 아로니아 C3G 노화방지 효과는 세포가 노화하는 과정에서 활성산소가 발생하는데 안토시아닌은 이 활성산소를 제거하는 능력이 매우 뛰어나다. 일반적으로 알려진 비타민 계열, 카로틴 계열, 셀레늄 또는 토코페롤 계열 등의 항산화 중에서 최고의 효과를 낸다.

또한 시력 개선효과는 사람의 안구 망막에 있는 로돕신이라는 색소의 재합성을 촉진한다. 로돕신은 광자극에 의한 분해와 재합성으로 시각 영역의 정보를 두뇌에 전달하는 핵심물질이다. 로돕신이 부족하면 피로, 시력저하, 백내장, 암 등이 유발될 수 있다. 안토시아닌은 로돕신의 재합성을 촉진하는 역할을 한다.

혈관질환 예방과 개선효과에서도 안토시아닌은 플라보노이드 계열 색소로 동맥에 침전물이 생기는 것을 막는 효과가 있고, 콜레스테롤을 억제하는 효과도 있어 심장질환, 혈관질환, 뇌졸중 등의 혈액과 관련한 질환의 치료에 도움을 준다. 그 밖에 효능으로는 소염 및 살균 작용, 인슐린 생성량을 높이는 작용, 기억력 개선 등이 있다.

서부 폴란드 사람들은 고혈압과 심맥계 질환이 국민병으로 지목되는데 그 이유는 육식을 즐겨하기 때문이다. 그러나 이러한 국민병을 이겨내는 데는 아로니아가 기여했다. 현재 폴란드는 국책사업으로 아로니아를 재배하고 있으며, 전 세계 아로니아 생산의 90% 이상이 폴란드산이다.

■ 아로니아 국내 상륙

2008년 11월 28일 (주)대산 천연물신약개발연구소, 면역과학연구소 장봉근 원장은 삼성의료원 암센터 박정의 교수, 한림대학교 생명과학과 한상진 교수, 폴란드 바르샤바의대 마렉 교수팀과 삼성의료원 암센터에서 세미

나를 개최하면서 항암작용 연구결과 및 마렉교수가 아로니아 C3G의 항산화 및 항염증 효과에 대한 '동맥경화'지에 게재했던 논문도 발표했다.

이렇듯 북아메리카 식물 아로니아를 한국 땅으로 들어오게 한 장봉근 원장은 "국내외 판매는 물론 향후 약국 판매까지 겨냥하고 있다. 다기능 동맥경화 예방 및 치료에 효과적인 천연물질 C3G의 개발은 국내 성인 사망의 두 번째 원인인 뇌심혈관질환 감소에 큰 도움을 줄 것"이라며 "국내 기업이 C3G 물질 판권을 보유함으로써 향후 FTA 승인이 완료되면 약 2조 원대의 고부가가치 창출이 가능한 수출 에너지가 될 것"이라고 기대했다.

한편 삼성서울병원 심장혈관센터는 세미나를 시작으로 C3G에 대한 임상시험을 실시해 효과를 입증했다. 국내 임상 성공을 기점으로 정부에서는 앞으로 국민 건강을 위해 적극적으로 협조해야 할 것이다.   정소영 기자

조선비즈   2012년 5월 8일

세계 최대의 글로벌 아로니아 네크워크 기업 국내에서 출범

아로니아베리(블랙초크베리)에 많은 항산화 물질을 활용한 건강식품 및 화장품 유통 글로벌 다국적 네트워크 기업 '마렉앤잭코리아'가 출범했다.

마렉앤잭코리아는 아로니아베리 관련 제품을 중심으로 한 네크워크 판매회사다. 1989년 동유럽에서 아로니아베리를 최초로 상업적으로 재배하고 과학적인 효능을 처음으로 밝힌 폴란드의 마렉 세라핀스키 아그로플란트(AGROPLANT) 사장과 아로니아베리의 유용성을 입증하고 한국을 비롯해 아시아에 확산시킨 (주)대산과 JBK자연의학연구소가 합작해 설립했다.

마렉앤잭코리아는 상반기 중 필

리핀에 마렉앤잭필리핀을 설립하는 등 올해 미국·중국·일본에 마렉앤잭 USA, 마렉앤잭차이나, 마렉앤잭재팬을 만든다는 계획이다. 이미 미국 식품의약국(FDA)로부터 식품 판매 승인도 받았다.

마렉앤잭코리아의 주력 제품은 '아로니아C3G' 고농축액이다. 아로니아베리의 항산화성분 중 가장 강력한 'C3G'(cyanidine-3-O-glycoside)를 핵심 성분으로 제조된다. 장봉근 원장은 2002년 국제식품박람회에서 이 천연물을 처음 접한 뒤 국내에 들여왔다.

2008년부터 천연물신약개발기업인 대산이 아로니아 C3G를 주원료로 한 30여 종의 건강식품, 화장품, 비누 등을 시판하고 있다.

박지환 기자

WOW 한국경제TV   2012년 5월 9일

마렉앤잭코리아, 아로니아베리 제품 본격 시판

다국적 네트워크 기업인 마렉앤잭코리아가 건강기능식품인 아로니아베리 관련 제품에 대한 본격적인 시판에 들어갔습니다. 이번 제품은 아로니아베리의 항산화성분 중 가장 강력하고 중요한 C3G(cyanidine-3-O-glycoside)를 핵심성분으로 한 천연추출물 고농축액 제품이라고 회사측은 설명했습니다.

회사 측은 아로니아베리 관련 제품을 중심으로 한 네크워크 판매회사로, 올 상반기 중 필리핀에 마렉앤잭필리핀을 시작으로 올해 안에 미국과 중국, 일본에 현지 유통법인을 설립할 계획이라고 설명했습니다.

마렉앤잭코리아는 1989년 동유럽에서 아로니아베리를 최초로 상업적으로 재배하고 과학적인 효능을 밝힌 마렉 세라핀스키 폴란드 아그로플란트(AGROPLANT)사장과

(주)대산, JBK자연의학연구소가 합작·투자한 회사입니다.

회사 관계자는 "마렉앤잭코리아의 지원 하에 (주)대산이 폴란드 아로니아 농장으로부터 원료수급부터 제품 생산까지 담당한다"고 설명했습니다.

장봉근 원장은 "아로니아 C3G의 줄기세포 활성화(세포수 증가를 통한 노화방지)와 동맥경화 예방, 암 예방, 고혈압 개선, 당뇨병 개선, 항균 효과 등에 대한 특허가 출원돼 있다"며 "이 가운데 몇 가지는 연내에 특허 등록될 예정"이라고 말했습니다.

안토시아닌(anthocyanin)은 자외선 병균으로부터 식물을 보호하는 색소물질로, 비소와 납 등 인체에 해로운 중금속을 체외로 배출시키며 황산화 작용과 인슐린 생성에 도움을 주는 물질로 알려져 있습니다.

양재준 기자

보건뉴스　　　　　　　　　　　　2012년 5월 30일

굶지않고 요요없이 뺀다. 유전자 다이어트 돌풍

■ 국내 최초 DNA복구 제품

KBS '생로병사의 비밀' 409회에서 원 푸드 다이어트에 대한 문제점이 지적됐다. 원 푸드 다이어트로 건강상에 문제를 겪는 출연자가 나와 다이어트 이후 부작용으로 고통 받는 모습이 그대로 소개됐었다. 출연자는 만족스러운 감량시점에 다시 폭식증상이 일어나 기름진 음식을 이전보다 더 좋아하게 됐다. 또한 과격한 운동을 동반하다보니 무릎통증 등의 건강이상이 발견되고 탈모가 진행되는 것으로 보였다.

전문가의 지적에 의하면 이러한 사람들에게 위산이 과다 배출돼 위장장애 등이 발생될 수 있다고 했다. 뼈 형성이 문제인 것은 골밀도가 심각하게 떨어지는 부작용도 지적했다. 20대

골밀도가 30대 보다 더 적다고 했다.

　　비만 전문가 박용우 원장은 한 가지 음식으로 다이어트하는 원 푸드 다이어트는 내 몸에서 필요로 하는 수십 가지의 비타민, 미네랄, 필수지방산, 필수아미노산 같은 영양소를 공급해 줄 수 있느냐를 생각해봐야 되고 고장난 몸을 회복시키려면 다양한 종류의 영양소를 충분히 섭취해야 몸이 정상으로 돌아온다고 했다. 100명 중 50명이 체중감량에 성공하지만 결국 1년뒤 그 체중을 유지하는 사람은 10명 밖에 안된다고 했다.

　　미국 듀크대 에릭핀켈슈타인 교수의 논문이 미국내 유명한 의학저널에 게재됐다. 통계를 기초로 2030년이 되면 미국 비만인구가 전체 42%에 달할 것으로 예측했다. 그에 따른 비용도 20년간 660조 원이 더 들 것으로 전망했다. 미국 언론들은 "비만이 미국 경제의 발목을 잡고 말 것"이라고 객관적 문제를 쏟아내고 있다.

　　과체중과 비만 비율이 상승하는 추세라고 밝힌 바 있는 세계 각국은 비만세(稅)를 신설하는 등 정책과 규제를 강화해 비만 산업이 비대해 지는 것을 막고 있다. 세계보건기구(WHO)는 이미 비만을 세계적 전염병으로 규정했다.

　　20세기 후반 인류 건강을 위협하는 최대의 적이 에이즈였다면 21세기엔 비만이 그 자리를 차지할 거란 분석이 나오고 있다.

■ '만병의 근원' 비만

　　비만은 심각한 문제다. 그저 살이 쪄서 뚱뚱해 보인다는 외면적인 문제만이 아니기 때문이다. 최근에 과학자들이 발견한 바에 의하면 내면적으로 여러 다른 부분에도 좋지 않은 변화가 함께 있다는 놀라운 사실을 발견하게 된 것이다.

　　현재까지 알려진 바로는 비만인 사람들은 당뇨, 고혈압, 동맥경화 등의 질병에 걸릴 수 있는 확률이 더 높다고 한다. 그리고 또 면역체계가 약화돼 특정한 암에 더 잘 걸린다는 것이다.

인간의 몸은 각종 세포들로 구성돼 있다. 그러므로 인간의 몸에 병이 생긴다는 것은 이 세포들의 변질이 일어난 것을 뜻하는 것이다. 그런데 세포의 성질을 결정해 주는 것이 세포 속에 입력돼 있는 유전자다. 그러므로 세포의 변질은 유전자의 변질을 뜻하는 것이다.

따라서 모든 질병은 세포 속에 입력된 유전자의 변질로 생기는 것이다. 그러나 최근에는 지금까지 알려지지 않았던 비만과는 상관이 없어 보이는 놀라운 병적 변화들이 비만과 동반해 동시에 일어난다는 사실이 발견됐다.

비만이 있을 경우, 인간의 세포들과 재생능력에 변화도 함께 온다는 발견이다. 간의 경우 부분적으로 잘라냈을 때 재생을 쉽게 하기로 잘 알려진 기관이다. 그런데 비만한 사람들은 놀랍게도 간의 재생능력이 현저히 감소돼 있다는 것이다. 이러한 최근의 발견은 비만한 사람들에게 손상된 조직을 구성하는 세포들의 재생 능력이 저하돼 있음을 의미하며 그 결과 노화현상이 빨리 올 수 있다.

그런데 비만인 경우 이러한 조직 재생에 관여하는 유전자들 뿐만 아니라 당뇨병이나 고혈압, 동맥경화증을 유발하게 하는 수많은 다른 종류의 유전자들이 변질돼 가고 있음이 이미 밝혀졌다.

그리고 면역체계를 구성하는 백혈구들 중에서 특히 T-임파구 속의 유전자들도 작동이 부진해 암세포를 죽이는 역할이 약화돼 암 발생률이 높다는 사실도 밝혀졌다.

비만도 유전자의 변질로 생긴다는 사실은 이미 밝혀졌다. 즉 체중조절물질을 생산하는 유전자가 변질돼 작동을 올바르게 하지 못할 때 비만이 되는 것이다.

그 체중조절 유전자들 중에 잘 알려진 유전자가 렙틴(Leptin)이라는 물질을 생산한다. 이 렙틴이 하는 역할은 지방세포 속에 축적돼 지방을 필요한 경우에 혈액으로 내보내 당분과 함께 연소시켜 에너지를 생산하게 하는 연료로 촉진하는 물질이다.

렙틴생산 유전자가 생산되지 않으면 혈액 속에 렙틴의 양이 부족해 지방세포 속의 지방을 소모시킬 수가 없게 된다. 따라서 지방세포속에 지방이 과잉 축적돼 세포가 더 커지게 돼 과체중이 된다. 그리고 렙틴이 부족하면 입맛 조절이 잘 되지 않아 과식을 하게 된다.

비만을 초래하는 또 다른 유전자의 문제는 아디포넥틴(Adiponectin)이라는 물질을 생산하는 유전자가 작동이 부진한 상태다. 이 물질은 렙틴(Leptin)과 유사한 작용을 하는 물질이다. 이 물질이 부족하면 당뇨에 걸릴 위험성이 높다는 사실이 밝혀졌다.

이러한 최근의 발견으로 유전자들은 몸 전체에 건강을 우선으로 해 긴밀한 상호간의 연관성을 가지고 몸 전체의 건강을 위해 조화롭게 반응하고 있음이 확실이 밝혀진 것이다.

■ 아로니아 C3G에서 항비만물질 발견

세계최대의 아로니아 글로벌 네트워크 기업인 마렉앤잭코리아(주)가 비만 유전자를 정상 유전자로 바꿔주는 새로운 개념의 다이어트를 목표로 한 'C3G 슬림다이어트 프로그램'을 출시했다.

이번에 출시된 C3G 슬림다이어트 프로그램 주요 제품군은 (주)대산 천연물신약개발연구소, 면역과학연구소, JBK자연의학연구소, 삼성의료원, 삼성생명과학연구소, 한림대학교 생명과학연구소, 경희대동서약학연구소가 공동으로 개발한 아로니아베리에서 추출한 안토시아닌의 일종인 아로니아 C3G를 주성분으로 식약청에 건강기능식품으로 등록한 C3G 슬림 HCA정제와 건강지향성식품인 'C3G 슬림 DNA' 과립으로 구성돼 있다.

아로니아 C3G를 주원료로 해 식이섬유, 트립토판, 크롬 효소 등의 흡합 조성물인 'C3G 슬림 DNA'은 비만 유전자와 비만균을 억제하는 효과가 우수할 뿐만 아니라 식욕을 조절하고 지방을 태우는 강력한 작용을 하는 제품이다.

그 밖의 효능으로 지방세포의 영양공급 통로인 혈관조직 생성을 억제시켜 지방세포를 죽이는 작용도 하며 지방과 콜레스테롤과 결합해 신속하게 체외로 배출시키는 작용과 간에서 담즙과 함께 배출되는 다양한 독소를 흡착해 체외로 배출시키는 등 체중감량효과를 자랑한다.

뚱뚱한 사람은 악성지방세포를 많이 가지고 있다. 악성지방세포는 독소와 스트레스에 의해서 생성되며 악성지방세포가 가진 유전자를 비만 유전자라고 한다. 일반적으로 체중감량에 성공한 후 2~3년내 97%가 다시 살찌는 이유는 이 비만 유전자가 살아있기 때문이다.

근본적인 비만치료를 하기 위해서는 비만 유전자를 정상 유전자로 전환시키거나 비만 유전자의 발현을 억제해야 한다. 'C3G 슬림 DNA'는 비만 유전자의 발현을 강력하게 억제하고 정상 유전자로 복구시키는 작용을 함으로써 다시 살찌는 현상, 즉 요요현상을 막는다.

그리고 뚱뚱한 사람은 장속에 비만을 유발하는 균이 많으며 이 균은 불규칙한 식사와 폭식, 단식, 육식, 스트레스 등에 의해서 증가한다. 'C3G 슬림 DNA'는 피르미쿠데스라고 불리우는 비만균의 증식 유전자를 효과적으로 억제할 뿐만 아니라 장내 환경을 유익한 균이 활동하는 환경으로 전환시킴으로 비만균을 감소시킨다.

가르시니아, HCA, C3G, 마테추출물, 녹차추출물, 과라나추출물, 엔가르니딘의 혼합 조성물인 'C3G 슬림 DNA' 캡슐은 체내에서 지방세포의 합성을 억제하고 체내 열 발생을 촉진시킴으로써 체지방과 내장지방 감소에 도움을 주는 것으로 밝혀졌다.

C3G 슬림 DNA 프로그램이 비만

유전자와 비만균을 억제하고 지방세포의 혈관 신생을 억제해 지방을 감소시킨다는 결과는 다양한 임상실험 사례를 통해 확인됐다.

중증 비만 성인 37명을 대상으로 한 인체적용시험에서 운동요법과 식이요법을 하지 않고 'C3G 슬림 다이어트 프로그램'을 1년간 실시한 결과 체중이 평균 27.9kg이 감소됐다.

■ 아동비만도 C3G 슬림 다이어트

또한 C3G 슬림 프로그램은 비만 아동들에 매우 효과적이다. 뚱뚱한 아이들은 대부분 비만 유전자를 가지고 있다. 그리고 뚱뚱한 부모들과 동일한 생활습관을 공유하기 때문에 비만 유전자가 활성화되기 쉽다. 비만 유전자를 가지고 있지 않더라도 과식하거나 운동이 부족한 경우 비만이 되기도 한다.

따라서 C3G 슬림 다이어트 프로그램은 고지방식을 하거나 비만 유전자를 가진 아동들이 섭취할 경우 과다하게 섭취한 지방과 콜레스테롤을 흡착해서 체내 흡수되지 않도록 신속하게 배출해 과체중을 방지하는 것이다. C3G 슬림 DNA 섭취군과 비섭취군의 비교 임상실험에서 체중증가와 지방생성이 현저하게 차이가 나는 것을 확인할 수 있었다.

JBK자연의학연구소의 장봉근 원장은 "C3G 슬림 다이어트 프로그램은 아로니아 안토시아닌 C3G를 응용해 국내 최초로 개발된 유전자 다이어트 프로그램으로 악성지방세포의 유전자 발현을 억제하거나 복구시키며 체내 지방세포의 열 발생기능을 극대화시켜 지방을 신속하게 태우고 장내 환경을 유익균이 활발하게 활동할 수 있는 환경으로 바꿔줌으로써 비만균의 피르미쿠데스의 증식을 억제하는 획기적인 다이어트 프로그램이다"라고 밝히고 있다.

또한 이 제품은 C3G를 함유한 세계 최초의 다이어트 제품으로 기존 다이어트 제품의 가장 큰 문제점인 요요현상과 비만균, 그리고 비만 유전자를 완벽하게 해결한 획기적인 체중감량제품으로 평가받을 것이라고 자신했다.

뚱뚱한 사람들은 체내 에너지의 열 발생률이 10%, 정상적인 사람들은 40% 정도 된다. 즉 먹은 것의 10%밖에 열 발생이 되지 않기 때문에 나머지 에너지는 지방으로 축적돼 비만이 되는 것이다.

C3G 슬림 다이어트 프로그램으로 인슐린 민감도와 교감신경이 활성화되면 체내에서 강력한 열이 발생해 지방을 태우는 것이다.

마렉앤잭코리아 관계자는 "C3G 슬림 다이어트의 주목적은 비만 유전자와 비만균을 억제시켜 건강한 유전자와 슬림균으로 바꾸는데 있으며 굶거나 원 푸드 다이어트처럼 몸에 해로운 다이어트 프로그램이 아니기 때문에 다이어트를 시작하는데 거부감이 없으며 비만으로 유발된 당뇨병, 고혈압, 암, 우울증, 동맥경화, 면역결핍 등의 질병을 가진 뚱뚱한 사람에게도 매우 좋은 제품"이라고 강조한다.

아로니아 C3G 슬림 다이어트 프로그램이 비만인들을 구해줄 제품이 되길 바란다.

정소영 기자

한국경제   2012년 7월 20일

물만 먹어도 살쩐다고? 유선사 먼실 낫입니다

미국 뉴욕시는 지난 5월 시민들의 비만을 더 이상 방치할 수 없다며 식당에서 대용량 탄산음료 판매를 전면 금지하겠다고 발표했다. 관련 업계의 극렬한 반대에도 불구, 내년 3월부터 뉴욕내 식당이나 패스트푸드점·경기장 등에서 탄산음료나 청량음료를 찾아보기 어려울 전망이다.

먼 나라 이야기일까. 그렇지 않다. 우리 나라도 비만이 심각한 사회문제로 부각되고 있다. 보건복지부가 최근 발표한 '2010년 국민건강통계'에 따르면 국내 성인 비만률이 1998년 26.0%에서 2010년 30.8%로 늘었고, 청소년(12~18세) 비만률도 1998년 9.2%에서 2010년 12.7%로 가파르게 증가했다. 비만이 이보다 더 심각하다는 연구결과도 나와 있다. 한림대 의대 조사 결과, 국내 39세 이상 성인남녀 10명 중 4명(남성 37.2%, 여성 38.6%)이 비만이었다.

비만은 그저 뚱뚱해서 답답해보인다는 외적인 문제에 그치지 않고 성인병과 우울증 등 신체·정신건강 전반에 걸쳐 피해를 끼친다. 일종의 합병증 같은 것이다.

강재헌 인제대 서울백병원 가정의학과 교수는 "비만한 사람 100명 중 50명이 자기 체중을 10㎏ 감량하는데 성공하지만 1년 뒤에도 이를 꾸준히 유지하는 사람은 10명도 안 된다"며 "유전자 변질, 장내 세균, 정신건강, 운동부족 등 비만 해소를 방해하고 심화시키는 다양한 요인이 새롭게 밝혀지고 있다"고 말했다.

■ 유전자 변질이 비만 촉진시켜

최근 학계에선 비만의 숨겨진 원인으로 '유전자 변질'에 주목하고 있다. 유전자가 변하면 세포의 기능이 떨어지고 비만이 초래될 수 있다는 것이다. 실제로 유전자가 좋지 않은 방향으로 변하면 비만을 야기하는 병증이 나타난다는 연구결과가 잇따라 발표되고 있다. 비만으로 인해 인체의 세포 재생능력이 떨어지고 이는 결국 중증질환으로 이어진다는 사실도 새롭게 밝혀졌다.

예컨대 비만이 있는 사람들은 당뇨병, 고혈압, 동맥경화증을 유발하는 수많은 종류의 유전자가 변질된다. 특히 면역체계를 유지하는 백혈구 가운데 T-임파구를 민드는 유전자의 세포 재생능력이 저하되면 암세포를 죽이는 기능이 약화돼 암 발생률이 높아질 수 있다. 비만으로 정상세포의 재생능력이 떨어진 데다 면역기능 저하로 암세포를 제어할 수 없으면 암이 기승을 부릴 수밖에 없다는 논리다.

체중조절에 관여하는 유전자 가운데 가장 많이 알려진 게 렙틴(leptin)유전자다. 이 유전자가 만드는 렙틴이라는 생체조절물질은 지방의 연소를 촉진하고 식욕을 억제해 비만을 억누르고 혈당을 떨어뜨리는 작용을 한다. 또 아디포넥틴(adiponectin) 유전자가 생산하는 아디포넥틴은 지방세포에서 방출되는 호르몬으로 당뇨병, 동맥경화증, 비만 등의 예방에 중요한 기능을 한다.

염증을 차단하는 성질을 지녀 혈관에 지방이 쌓이는 것을 막아주고 콜레스테롤과 혈당을 조절한다. 아디포넥틴이 결핍되면 비만, 인슐린 저항성(인슐린이 분비되나 수용체에서 효과적으로 작용하지 않음), 당뇨병, 동맥경화증 등 대사증후군이 나타난다.

비만한 사람에게는 이런 유전자가 제대로 작동되고 있지 않다는 것이 최근의 여러 연구에서 밝혀졌다. 렙틴유전자 또는 렙틴수용체 유전자에 결함이 있으면 지방세포 속에 지방이 과잉 축적돼 비만 상태가 되는 것이다.

■ 다이어트를 위한 영양 레시피

비만을 유전자 변질의 관점에서 보면 유전자가 깨지지 않도록 보호하는 게 필요하다. 권용욱 에이지클리닉 원장은 "안토시아닌, 비타민C·E 등의 항산화제로 세포핵 내 DNA가 손상되는 것을 막으면 노화방지는 물론 비만을 개선하는 효과도 기대할 수 있다"고 말했다. 안토시아닌 연구에 몰두해 온 폴란드 바르샤바의대의 마렉 나루세비츠 교수(심혈관내과)는 "강력한 항산화 성분인 안토시아닌은 갈색지방세포(지방을 태워 열로 발생시키는 세포)의 활성화에 도움을 주고 비만세포의 신생혈관 생성을 억제해 비만 개선에 효과적"이라고 지적했다.

안토시아닌은 아로니아베리(블랙초크베리), 블루베리, 복분자 등 베리류와 가지, 적포도, 체리 등에 풍부하다.

뚱뚱한 사람이 많이 갖고 있는 악성지방세포는 독소와 스트레스에 의해서 생성된다. 악성지방세포가 가진 유전자를 '비만 유전자'라고 하는데 체중감량에 성공한 사람 중 97%가 2~3년 후에 다시 살이 찌는 원인의 하나로 지목되고 있다. 장내 세균이 비만을 좌지우지한다는 얘기다.

비만을 유발하는 장내 세균의 분포를 개선하기 위해 기능성 유산균이 도움이 된다. 비만이 있는 사람은 인슐린 감수성(인슐린 수용체에서 인슐린을 받아들여 혈당을 연소시키는 것)이 떨어지므로 희소 미네랄인 크롬을 복용하는 게 추천된다. 섬유질은 지방의 체외 배출을 돕고 동맥경화를 개선하며 유산균의 좋은 먹이가 되므로 하루에 210g 정도 채소나 과일 섭취가 권장된다. 210g은 작은 접시로 6~7개 분량이다.

이준혁 기자/도움말=장봉근 대산천연물신약개발연구소장

한국경제   2012년 8월 23일

국내최초의 '아로니아' 전문생산공장 대산F&B 기공식 가져

기능성 소재를 바탕으로 건강식품·화장품 등을 전문 생산하는 대산(대표 전영재)의 자회사인 대산F&B(대표 이상환)의 이천 제 2공장 및 푸드&비버리지연구소 기공식이 22일 경기도 이천시 모가면 원두리 현지에서 회사 관계자가 참석한 가운데 열렸다.

제 2공장은 아로니아베리 등 기능성 소재를 원료로 한 제품 수요가 급증할 것으로 보고 대산이 공격적으로 투자한 GMP(우수 의약품 제조기

준, Good Manufacturing Practice) 시설로 지상 3층, 대지 1만㎡, 연면적 5천㎡ 규모다. 건축비는 토지매입비 포함 100억 원 안팎이다. 이곳에서 대산은 건강기능식품, 기능성화장품, 치약·비누 등 일상 위생용품을 생산해 마렉앤잭코리아(대표 양정임), C3G그룹(대표 김조헌) 등 30여 개 유통 전문업체에 공급할 예정이다.

GMP시설은 원료 구입부터 생산, 포장, 출하에 이르기까지 전공정에 걸친 품질관리기준을 의약품제조와 동등한 수준으로 엄정하게 유지하는 것으로 대산은 이천 제 2공장에서 연간 2000t의 원료를 가공하는 대량생산 체제를 갖출 예정이다. 이와 함께 공장 옆에 연구동을 별도로 신축, 다양한 기능성 제품 개발을 통해 맞춤형 다품종 소량생산 체제도 가능하도록 유연성을 높일 방침이다.

대산이 내세우고 있는 핵심 기능성 소재인 아로니아베리 추출물은 요즘 인기를 몰고 있는 베리류 식물 중 가장 항산화능력이 강한 것으로 인정 받고 있다. 대산의 연구조직 자회사인 JBK자연의학연구소의 장봉근 원장이 2002년 국제 식품박람회에서 아로니아베리 천연추출물(C3G)을 처음 접하고 국내에 들여왔으며 2010년부터 천연물신약 개발기업인 대산이 이를 주원료로 30여 종의 건강 관련 제품을 생산하고 있다.

아로니아 추출물은 폴란드 바르샤바의과대학의 마렉 나루세비츠 교수가 약효 연구를 시작해 약 20년간 다양한 효능·효과를 발굴했으며 삼성서울병원, 경희대학교 동서약학연구소, 한림대학교 생명과학연구소, JBK자연의학연구소 등이 이를 바탕으로 효능을 재검증하고 있다.

전영재 대산 대표는 "지난 4월말 출범한 다국적 네트워크업체인 마렉앤잭코리아가 빠른 속도로 탄탄한 영업망을 갖추고 있는 데다가 연내로 미국·중국 등에도 진출하면 현재 보유하고 있는 공장설비를 모두 가동해도 주문을 소화할 수 없는 상태에 도달할 것으로 예상돼 제 2공장을 짓게 됐다"며 "기존 공장에서 나온 제품보다 정밀하고 세련된 제품을 공급해달라는 기대의 목소리도 높아 이에 최선을 다해 부응하겠다"고 말했다.

무엇보다도 가열하지 않고 추출한 천연물이 부패나 질적 저하가 일어나지 않도록 가공하는 독자적 특허기술을 접목해 아로니아베리 등 기능성 소재의 활성이 농장으로부터 소비자에게 이르기까지 그대로 전달되도록 유지한다는 게 새 공장의 원스톱 생산체제 콘셉트다.

이상환 대산F&B 대표는 "F&B는 단순히 식음료(foods & beberage)에 그치지 않고 언제나 최초·최고의 제품(first & best), 소비자가 감성적으로 느끼고 신뢰하는(feeling & believe) 제품을 만들겠다는 의미도 담고 있다"며 "30여 년간 제약공장에서 근무한 노하우를 담아 완벽한 제품생산으로 보답하겠다"고 말했다.

이준혁 기자

한국경제   2012년 8월 29일

마렉앤잭코리아, 동맥경화·암 예방 효과
아로니아베리 제품 판매

마렉앤잭코리아는 세계 최대의 아로니아베리 관련 제품을 판매하는 네트워크 업체다. 한국과 폴란드 합작회사다. 이번 안티에이징 엑스포에서는 C3G 아로니아베리 추출물 고농축액, C3G 함유 자외선차단제, 노유파 369 지방산(NOEUFA 369), 주름개선 아로니아 앰플(Aronia ampoule) 화장품, 아베골드(Ave Gold) 면역강화 기능식품 등을 선보인다.

아로니아베리는 장미과에 속하는 다년생 과목으로 유럽과 미국에선 블랙초크베리, 초크베리, 킹스베리 등으로 불린다. 이 회사의 대표 품목은 '아로니아C3G' 고농축액이다.

아로니아베리의 항산화성분 중 가장 강력하고 중요한 일명 'C3G'(cyanidine-3-O-glycoside)를 핵심 성분으로 한 천연추출물이다.

바르샤바의대의 마렉 나루세비츠 교수가 약효 연구를 시작해 삼성서울병원, 경희대 동서약학연구소, 한림대 생명과학연구소 등이 20년간 축적한 다양한 효능의 연구결과를 바탕으로 효과를 입증하고 있다. 회사 관계자는 "줄기세포를 활성화하고 동맥경화나 암을 예방하는 효과가 있다"고 말했다.

김희경 기자

보건뉴스 　　　　　　　　　　　　　2012년 9월 24일

홍영재 박사의 선택 '마렉 아로니아'
"항산화제의 보고 아로니아, 항암 자연치유력 높인다"

두 가지 암을 이긴 홍영재 박사와 아로니아로 자연치유를 정착시킨 장봉근 원장이 손을 잡았다. 현대판 불로초 항산화제와 안토시아닌이 지구상 현존하는 식물 중에서 가장 많이 들어 있다는 아로니아를 택한 홍 박사는 젊어지는 아름다운 생활을 실천하고 있다.

■ 절망 속에서 찾은 희망

두 가지 암을 동시에 이겨낸 홍영재 박사는 암을 두려워 하지 말라고 말한다. 2001년 10월, 58세가 되던 가을 산부인과 의사 홍영재 박사는 갑자기 암이라는 삶의 벼랑 끝에 서게 됐다. 대장암 말기였다. 평생을 의사로서 남의 몸을 돌보며 건강을 지켜온 그는

정작 자신의 몸에 너무 소홀했음을 깨닫고 절망한다. 신은 그에게 가혹하리만큼 큰 시련을 안겨줬다. 수술을 받기 위해 정밀검사를 하다가 신장에서 또 다른 암을 발견하게 된 것이다.

대장암에 신장암까지! 하지만 그는 절망 앞에 자신을 내어주지 않았다. 그동안 의사로서 만나왔던 많은 암환자들 중 꿋꿋이 암을 이겨낸 사람들을 떠올리며 희망을 찾았다.

그리고 그는 두 가지 암을 모두 이겨냈다. 암 치료가 끝나고 10년이 훌쩍 넘은 지금 그는 암을 이겨낸 의사로서, 전국을 순회하는 인기 강사로서 그 어느 때보다도 활기차고 건강하게 살아가고 있다.

암 치료의 부작용과 고통을 이겨내는 방법, 재발 방지를 위해 공부하고 실행한 것들 등 그가 암을 이겨낸 모든 경험 등을 담아 암 환자와 그의 가족들에게는 암을 이겨낸 경험자로서 희망을 전달하고 모든 사람들이 암을 예방하고 건강하게 장수하길 바란다는 그는 '암을 넘어 100세까지'란 책을 출간하기도 했다.

홍영재 박사는 연세대학교 의과대학 의학과 및 동대학원을 졸업했다. 연세대학교 세브란스병원 산부인과 전문의를 마치고 차병원 산부인과 과장, 건국대학교 부속 민중병원 산부인과 과장 등을 역임했다. 현재 홍영재 산부인과(산타홍 클리닉) 원장이다.

SBS 좋은아침, KBS 아침마당, 강연 100°C, 생로병사의 비밀, MBC 기분좋은날, 닥터스 등 다수의 방송 출연과 '홍영재의 젊은 생각', '청국장 100세 건강법', '닛다 임신법' '암을 넘어 100세까지' 등 다수의 저서를 집필했다.

암은 불치병이 아니라고 외치는 그는 "강력한 항암제는 바로 환자 자신"이라며 생존률 제로에서 살아나는 비결과 암에 걸리게 되는 생활습관들을 지적했다. 수많은 암 환자들에게는 사소한 정보도 커다란 영향력을 행사한다. 그가 보랏빛 싱싱한 가지요리를 먹고 있다고 했을 때, 한때 온 동네 가지가 동이 났으며 값이 3배 정도 뛰기도 했다.

미국의 한 저명한 의사는 "환자의 몸과 정신은 각기 다른 특징을 갖고 있다. 따라서 통계자료만 가지고 그 환자의 상태를 파악하고 치료하면 안 된다. 각각의 환자는 모두 같은 병명을 가지고 있어도 다른 환자이기 때문이다. 따라서 의사가 환자에게 통계자료만 가지고 최악의 상황을 이야기하는 것은 커다란 잘못이다. 단 1%의 생존률일지라도 환자에게서 희망을 앗아가는 행동은 1%의 생존률에 속할지도 모르는 환자를 미리 죽음으로 인도하는 길이기 때문"이라고 말하기도 했다.

이 말에서 알 수 있듯이 각 환자는 저마다 다른 특징을 가지고 있기에 같은 암에 걸렸다 할지라도 살 수 있는 희망이 있다. 그리고 그 희망을 버리지 않아야만 희망이 현실화된다.

홍 박사는 그 희망이 한 순간도 자신에게서 떠나가지 않도록 하기 위해 긍정적인 사실과 정보에만 귀를 기울였다. 암을 이겨낸 사람들이 있다는 사실에 주목했고, 병을 이기고 건강해진 사람들의 이야기가 담긴 책만 읽었다.

■ 평소 항산화제 섭취 필수

그의 이러한 행동은 작지만 매우 중요했다. 그는 암을 넘어 오래 오래 살려면 뇌에 산소를 공급하라고 했다. 또한 안티에이징을 위한 현대판 불로초 항산화제를 꼭 먹어야 한다고 한다. 공복에 토마토를 먹고 홍삼과 효소 또한 섭취했다.

그런 그가 전국을 돌며 신개념 건강강연회 '2012 헬스오페라' 독자를 무료로 초대하는 조선일보와 삼성생명 은퇴 연구소가 마련하는 2012 헬스오페라의 첫 번째 행사가 9월 5일 오후 3시 부산 KBS 홀에서 성황리에 열렸는데 두 개의 암을 극복한 건강전도사 홍영재 박사가 강연을 했다.

이 행사는 3개월간 전국 5개 도시

를 순회하며 개최된다. 2회 공연은 9월 25일 대전에서 열리며 10월에는 서울과 대구 등 두 차례, 11월에는 광주와 서울에서 마련된다.

이렇듯 홍 박사의 젊어지는 프로그램에 단연 항산화제, 안토시아닌이 빠지지 않는다.

2개의 암을 극복한 홍영재 박사가 택한 진보랏빛 폴란드산 아로니아는 유럽은 물론 국내 박사들도 인정하는 효과가 입증됐다. 그 아로니아를 한국에 최초로 들여와 정착시킨 장봉근 원장이 홍영재 박사와 손을 잡았다.

장봉근 원장은 전주 태생으로 약사 출신의 자연의학 전문가다. 폴란드의 약용식물인 아로니아를 국내 및 아시아에 최초로 소개했으며, 아로니아 자연치유요법의 국내 최고 권위자다.

장봉근 원장은 현재 아로니아 자연치유학회와 JBK자연의학연구소에서 암을 비롯한 만성 난치성질환의 예방과 치유를 위한 자연치유물질 및 자연치유 프로그램 개발에 전념하고 있다.

■ 자연식물 중 가장 강력한 항산화식품

암을 이긴 홍영재 박사가 (주)대산의 고문으로 위촉된 것은 요즘처럼 건강식품이 과대광고로 소비자를 혼란시키는 때 좋은 제품을 선별해 추천할 수 있고 과대 광고 남용을 막는 중요한 역할이 될 것이다.

장봉근 원장의 노력으로 아로니아 베리가 베리류 중에서 가장 강력한 항산화 기능식품이라는 사실이 일반인에게도 서서히 알려지고 아로니아 제품을 의료인들도 선택하기 시작했다.

미국 농무부가 매긴 유해 활성산소 흡수 능력(ORAC:Oxygen Radical Absorbance Capacity) 지수를 따져봐도 아로니아베리 100g당 1만 6062로 다른 베리류보다 월등 우월하게 나왔다. 장 원장은 그 동안 국내 의료진들과 연구 실험한 좋은 성과가 현재 9건의 관련 특허를 출원했다.

장 원장은 "아로니아 추출물은 혈전 형성을 억제하는 저용량 아스피린을 대체하는 천연물 신약으로 개발하는 노력이 추진중"이며 "혈전형성억제제 중 아스피린은 위장장애를, 은행잎 추출물은 출혈성 경향을 보이지만 아로니아 추출물은 고함량(약60%) 수렴성 카테킨이 들어있어 위장이나 혈관의 상처를 아물게 하는 작용이 있어 이런 부작용을 상쇄하는 효과가 있는 것으로 추정된다"고 말했다.

전영재 대산 대표는 "지난 4월말 출범한 다국적 네트워크 업체인 마렉엔잭코리아가 빠른속도로 탄탄한 영업망을 갖추고 있는데다 연내로 미국, 중국 등에도 진출하면 현재 보유하고 있는 공장 설비를 모두 가동해도 주문을 소화할 수 없는 상태에 도달할 것으로 예상돼 제2공장을 짓게 됐다"며 "기존 제품보다 정밀하고 세련된 제품을 공급해달라는 기대의 목소리도 높아 이에 최선을 다해 부응하겠다"고 말했다.

전 대표는 또한 "체계적 관리기준을 준수해 우수건강 식품제조 업소로 지정받겠다"고 힘줘 말했다. 내년 3월 완공될 제 2공장은 GMP 기준 시설로 지상 3층 대지 1만㎡ 연면적 5000㎡ 규모다. 건축비는 토지매입비 포함 100억 원 안팎이다.

■ 전세계서 '자연치유' 붐

장봉근 원장은 지금 세계적으로 '자연치유의 붐'이 일고 있다고 하며 환경오염과 스트레스로 오는 만성질환의 위기에 대한 효과적인 대안으로, 또 건강을 지키는 중요한 예방의학으로 '자연치유의 가치가 새롭게 주목받고 있다'고 했다.

"음식으로 고치지 못하는 병은 약으로도 고칠 수 없다"라는 히포크라테스의 말처럼 앞으로 아로니아가 강력한 자연치유물질로 자리매김할 것이다. 　　　　　정소영기자

INTERVIEW (주)대산 고문 홍영재 박사

"안토시아닌 풍부한 아로니아, 면역력 올리고 항암효과 뛰어나"

정소영 국장 건강이 많이 좋아보이시네요. 요즘 강의도 계속 하시고 암을 이긴 박사님의 섭생이 매우 궁금합니다.

홍영재 박사 최고의 항산화제라고 생각하고 늘 보랏빛 가지요리를 매일 먹습니다. 그런데 요즘은 안토시아닌이 월등히 많이 들어있다는 폴란드산 아로니아를 하루 몇 번씩 섭취하지요.

정국장 안토시안이 많이 들어있는 아로니아가 항암효과도 있나요?

홍박사 그렇다고 볼 수 있지요. 일반적으로 방사선 항암치료는 면역세포인 백혈구 특히 T세포 및 NK세포를 감소시켜 심각한 면역 저하증을 유발하지만 어떤 논문을 보니 그 실험에서 방사선 요법을 받는 유방암 환자에게 아로니아 C3G 추출물과 사과 팩틴을 하루 두 번 복용시킨 결과 대조군에 비해 종양제거림프구인 T세포와 NK세포의 숫자가 증가한 것으로 확인됐어요. 그러니까 아로니아 C3G 추출물은 방사선 요법에서 발생하는 유독한 활성산소를 제거하고 방사선으로부터 면역세포와 조직세포를 보호하는 천연 면역 강화제로 작용할 수 있어요.

정국장 박사님은 암 예방과 건강의 필수조건이 안티에이징이라고 하셨는데…

홍박사 암을 비롯한 심장질환, 당뇨병, 관절염 등 대부분의 질병들은 세포들의 노화가 진행될수록 면역체계가 약해져서 생기기 때문에 건강나이를 젊게 유지해 노화의 속도를 줄이는 것이 안티에이징의 목표입니다. 아로니아는 블루베리의 6배, 크린배리 9배 이상의 산화방지력을 가진 것으로 나타났기에 강력한 산화방지력은 지구상 어떤 식물보다도 세포막의 산화와 핵과 미토콘드리아의 DNA 변이를 억제함으로써 암과 같은 유전자 변이 질변을 예방할 수 있지요.

Wonder of Nature

Chokeberry (Aronia melanocarpa E.) may be the fair chance of disembarrass of eight million of Poles suffering from high blood pressure.

Ancient inhabitants of Eastern Europe knew the healing power of chokeberry. They believed that it effectively protect them against various infections. Fame of the inconspicuous fruits - tough and tart - focused attention of the scientific world. Thorough examinations proved that although it is not the panacea to all evil of the contemporary life, but due to strong antioxidative properties may be effectively used as a "free radical scavenger". One glass of juice daily provides to us effective protection against damage of our genetic material. Therefore, such treatment may be recommended to those, which will maintain their youth and health.

However, many physicians grew convicted, that chokeberry juice has considerable further potential. Marek Naruszewicz, professor of medicine from the Pomerania Academy of Medicine, after two years of studies carried out in co-operation with the Cardiology Teaching Hospital of the Warsaw Medical Academy, managed by professor Mirosław Dłużniewski, proved that extract of chokeberry juice reduces blood pressure - one of the factors which prognosticate development of the heart disease. In almost all of the patients examined positive drop of arterial blood pressure occurred after six weeks of therapy with three pills of the extract preparation daily. Among the patients examined there were also those which passed heart attack and have elevated levels of C-reactive protein (indicating inflammation of blood vessels). Moreover, it was found that the preparation from chokeberry juice not only effectively reduces arterial blood pressure, but also mitigates inflammation of capillary vessels. It enabled reduction of the amount of other medical agents usually recommended by physicians in such cases. It is noteworthy, that none of the patients have detrimental side effects. Further examinations proved that flavonoides present in juice of chokeberry prevent sclerosis and even some types of cancer.

- Frenchmen drink red wine, which protect them against heart diseases, American heartily eat cranberry, and we should appreciate our chokeberry - urges professor Naruszewicz. The plant may be cultivated even in hungry soils - adds. Results of scientific work of prof. Naruszewicz presented in the end of last year in Kioto, Japan, on a world congress devoted to treatment of sclerosis, raised considerable interest of scientists from Japan and USA. They hope that it may be the way for new way of prophylaxis and treatment of heart diseases. Such medicinal agent able to protect the circulatory system without any hazard for other tissues and organs would be well appreciated.

The success of Polish scientists has been already confirmed by results of foreign examinations, among others also carried out in the Medical Institute of Tokyo.

아로니아 C3G의 연구임상논문

종양과 비만에 대한 효과

제목 Effect of anthocyanins of black-fruit aronia upon reaction ofcutane-ous angiogenesis in mice

출처 Przegl. Wojsk.-Med, 2002, 44 (2), 123 -127, ISSN 1507-0603

결론 신생혈관 형성은 종양조직이나 비만조직 등의 증식에 필수적인 복잡한 과정이다. 이번 실험을 통해서 아로니아 C3G 추출물이 신생혈관의 형성을 현저하게 억제하는 것을 확인할 수 있었다. 따라서 아로니아 C3G 추출물은 종양조직과 비만조직을 억제 및 예방하는 강력한 효과가 있다고 할 수 있다.

방사선에 대한 효과

제목 The Effect of Natural Anthocyanin Dye on Superoxide Radical Generation and Chemiluminescence in Animals after Absorbed 4 Gy Dose of Gamma Radiation*

출처 Polish Journal of Environmental Studies Vol. 7, No. 6 (1998)

결론 의료용 방사선, 원자력 방사선, 전자파 방사선 등의 인공방사선은 인체세포의 구조와 기능을 파괴시켜 백혈구 감소증, 불임, 암 등의 질병을 유발시킨다. 이번 방사선 조사 동물실험 결과 아로니아 C3G 추출물을 투여한 대조군에서는 감마선 조사로 감소된 백혈구가 증가되었고 사망률은 감소되었다.

또한 면역기능유지에 필수적인 adenosine deaminase(ADA)활성을 증가시켰으며, 세포파괴물질인 프리라디칼의 생성을 억제하는 것을 확인할 수 있었다. 따라서 아로니아 C3G 추출물은 방사능 물질과 방사선 피폭으로 인한 세포손상 및 면역억제를 효과적으로 예방할 뿐만 아니라 치료할 수 있는 천연 물질임을 보여준다.

동맥경화 및 발기부전에 대한 효과

제목 Combination therapy of statin with flavonoids rich extract from chokeberry fruits enhancedreduction in cardiovascular risk markers in patients after myocardial infraction (MI)

출처 Atherosclerosis. 2007 Oct;194(2):e179-84. Epub 2007 Feb 21

결론 아로니아 C3G 추출물은 아로니아 C3G 추출물의 발생원인인 혈압과 CRP, 혈관침착 물질, 활성산소를 유의적으로 감소시켰다. 따라서 아로니아 C3G 추출물의 지속적인 복용은 동맥경화를 주원인으로 발생하는 심근경색과 뇌경색을 효과적으로 개선 및 예방할 것이다.

또한, 혈관을 확장시키는 물질인 NO의 생성을 촉진시킴으로써 혈류부족으로 발생하는 남성기능장애인 발기부전을 효과적으로 개선할 것이다.

고지혈증 및 중금속에 대한 효과

제목 The influence of anthocyanins from Aronia melanocarpa on selected parameters ofoxidative stress and microelements contents in men with hipercholesterolaeia

출처 Pol. Merk. Lek., 2005, XIX, 113, 651~653

결론 고지혈증을 갖고 있는 환자들은 대부분 높은 산화 스트레스를 겪고 있다. 아로니아 C3G 추출물을 고지혈증 환자들에게 섭취한 결과 산화 스트레스 및 중금속 수치가 현저하게 감소되었다.

이와 같은 결과는 아로니아 C3G 추출물이 고지혈증 환자들의 산화스트레스를 개선시켜 세포의 손상과 노화를 방지하는 작용이 있음을 보여준다.

임신성 당뇨에 대한 효과

제목 Influence of l anthocyanins derived from chokeberry extract on glycosylated hemoglobin level in pregnant women withinsulin-dependent diabetes mellitus

출처 Polish Journal of Gynaecological Investigations. 2001. 3(3). 123~125

결론 임신성당뇨는 원래 당뇨병이 있는 산모와 임신 후에 임신중독증상으로 당뇨가 발생된 경우가 있다. 현재 병원에서 사용되는 인슐린주사는 산모와 태아에게 심각한 부작용을 유발할 수 있다.

Aronia melanocarpa의 열매로 추출한 천연물질인 아로니아 추출물은 어떠한 부작용이 없이, 효과적으로 임산부의 당대사를 개선시킴으로써 향후 임산부의 인슐린 치료를 대체할 수 있음을 보여준다.

임신중독 및 미성숙증에 대한 효과

제목 Influence of natural anthocyanins derived from chokeberry extract in the generation of oxidized low density lipoproteins in pregnancies complicated by fetal intrauterine growth retardation of preeclamptic origin-the role of OLAB

출처 Archives of perinatal Medicine. 2003. 9(4), 28~30.

결론 임신기간 동안 산모는 태아로부터 방출되는 노폐물들로 인한 산화 스트레스를 많이 받는다. 이러한 산화 스트레스는 고혈압, 부종, 당뇨, 미숙아, 기형아 등의 임신중독 증상을 유발하기도 한다.

아로니아 C3G 추출물은 노폐물의 처리과정에서 발생되는 산화스트레스를 신속하게 제거함으로써 태아의 미성숙증 등과 같은 임신중독 증상을 효과적으로 예방할 것이다.

정자감소증에 대한 효과

제목 Application of l anthocyanins extracted from chokeberryfor treatment of oligospermia in men having increased levels of OLAB. Influence on the frutose level in sperm.

출처 Ginekologia Polska, 2001, 72, 12, 983-9

결론 정자감소증은 정소의 정자생성능력이 저하된 경우를 의미한다. 혈액이 산화 스트레스를 많이 받는 경우 정소에서 필요한 영양분 (fructose)과 산소공급이 원활하게 이루어지 않기 때문에 정자생산능력이 현저하게 떨어진다. 정자감소증이 있는 남성들이 아로니아 C3G 추출물을 2달간 섭취한 결과 혈중 산화 스트레스가 현저하게 감소되었을 뿐만 아니라 정자의 고유영양소인 fructose의 농도가 정상으로 회복되었다. 이와 같은 결과는 아로니아 C3G 추출물이 남성 불임증의 원인인 정자부족증, 운동부족증 등의 증상에 효과적으로 응용될 수 있음을 보여준다.

혈전증에 대한 효과

제목 Effects of novel plant antioxidants on platelet superoxide production and aggregation in atherosclerosis.

출처 ournal of Physiology and Pharmacology, 2006, Vol 57, No 4, 611-626

결론 혈전은 혈액 속의 혈소판, 콜레스테롤, 낡은 세포, 죽은 세포, 칼슘 등 여러 물질들이 응집되어 발생되는 혈류억제물질이다. 혈전이 많아지면 뇌경색과 심근경색이 유발된다.
　아로니아 C3G 추출물은 혈소판의 응집현상을 강력하게 억제하고, 산화 스트레스를 제거함으로써 혈관 내에서 혈전의 생성을 방지하며 혈류를 개선시킬 것이다.

운동선수의 산화스트레스에 대한 효과

제목 The influence of cokeberry juice supplementation on the reduction of oxidative stress resulting from an incremental rowing ergometer exercise

출처 Int J Sport Nutr Exerc Metab. 2005 Feb;15(1):48-58

결론 운동선수들은 격렬한 유산소운동과 근육운동을 통해서 많은 산화 스트레스를 유발시킨다. 또한 발생된 산화스트레스는 세포의 과산화지질화를 촉진시켜 노화와 피로를 촉진킴으로써 경기력 저하 및 질병유발을 야기시킨다. 특히 조정경기 선수들은 순간 산화 스트레스를 다량 방출한다.

아로니아 C3G 추출물을 섭취한 결과 세포노화물질인 혈중과산화지질의 수치가 현저하게 개선되었다. 위와 같은 결과는 아로니아 C3G 추출물이 운동 후에 유발되는 산화 스트레스를 효과적으로 제거함으로써 운동중 발생하는 산화 스트레스에 의한 세포노화 및 손상을 예방하고 경기능력을 향상시킬 수 있음을 보여준다.

당뇨병에 대한 효과

제목 Effects of Aronia juice as part of the dietary regimen in patients with diabetes mellitus.

출처 Folia Med (Plovdiv). 2002;44(3):20-3.

결론 당뇨는 인슐린을 분비하는 췌장과 당을 흡수하는 세포막이 손상되면 발생한다. 손상되는 원인 중 가장 중요한 것으로 산화 스트레스가 있다. 산화스트레스는 정신적, 육체적, 환경적 스트레스에서 유발되며 인체의 모든 세포막을 산화시켜 기능저하를 유발한다. 대부분의 당뇨병 및 당뇨합병증도 산화 스트레스가 원인이 된다. 아로니아 주스는 혈당과 당화혈색소, 콜레스테롤 등을 동시에 감소시켰다.

따라서 아로니아 추출물은 당뇨환자의 체내에서 발생하는 다량의 산화 스트레스를 신속하게 제거함으로써 1형 및 2형 당뇨에 좋은 효과를 나타낼 것이다.

당뇨 및 당뇨합병증에 대한 효과

제목 Influence on Aronia melanocarpa on experimental rat's dibetes

출처 Herba Polonica, 1999. XLV. 4. 345~353

결론 아로니아 C3G 추출물은 실험쥐의 뇨에서 당을 감소시켰으며 혈장과 뇨에서 세포노화물질인 TBARS를 감소시켜 조직세포의 지질과산화를 저해시켰다. 또한 당뇨합병증인 쇠약증과 체중감소를 효과적으로 예방하였다.

따라서 아로니아 C3G 추출물은 강력한 혈당강하작용 및 항산화 효과를 통한 당뇨병 진행 억제 및 합병증 예방에 뛰어난 효과를 보여준다.

심장질환 및 산화스트레스

제목 Anthocyanins-An adjunct to cardiovascular therapy?
출처 Kardiol. Pol. 2002. 57. 332
결론 아로니아 C3G 추출물은 혈중 과산화지질과 과산화단백질을 감소시켰다. 혈중 과산화지질은 생체 내에서 산화적 스트레스와 불포화지방산이 결합하여 발생된 세포독소이며 대부분의 질병의 원인물질로 평가받고 있다. 서구화된 식습관, 특히 동물성지방의 과다섭취, 과도한 업무스트레스, 공해 등으로 인한 대량의 산화 스트레스의 발생으로 협심증, 심근경색, 심장마비 등의 심혈관질환이 급증하고 있다.

아로니아 C3G 추출물은 산화 스트레스의 제거를 통해서 과산화독소들의 발생을 감소시키고 혈관세포의 산화를 방지하는 강력한 심혈관질환 예방물질이라고 할 수 있다.

간세포 보호효과

제목 Effect of anthocyanins on biochemical parameters in rats exposed to Cadmium
출처 Acta biochimica polonica, v.50 no.2, 2003, pp.543-548
결론 유독화학물질은 인체의 간에 심각한 손상을 야기시킨다. 특히 대표적인 유해물질인 중금속은 우리몸에서 산소와 반응하여 대량의 강력한 산화 스트레스를 유발시켜 간세포를 손상시킨다

위 실험에서 아로니아 C3G 추출물은 신장 및 간에서 중금속인 카드뮴의 농도를 감소시켰고, 간의 손상지표인 ALT와 AST의 수치를 정상수치로 감소시켰다. 따라서 위 실험에서 아로니아 C3G 추출물이 카드뮴, 납, 수은 등과 같은 중금속과 같은 유해독소들로부터 간세포를 보호하는 효과가 입증되었다.

췌장염에 대한 효과

제목 Effects of anthocyanines from Aronia Melanocarpa on course of experimental pancreatitis.
출처 Polski Merkuriusz Lekarski, 2000, 8, 48, 395 398

결론 급성 췌장염은 스트레스를 받을 때 발생한다. 날을 새거나 과음을 하거나 정신적인 충격을 받거나 할 때 대량의 산화 스트레스가 체내에서 발생하여 세포를 공격하는 것이다.

아로니아 C3G 추출물은 췌장염의 임상지표인 부종과 혈액확산, adenosine deaminase 등을 감소시켰다. 아로니아 C3G 추출물은 산화 스트레스를 강력하게 제거함으로써 염증의 진행을 막는 강력한 항염물질로 작용한다.

위궤양에 대한 효과

제목 Antiulcer/activity of anthocyanin from aronia melanocarpa Elliot
출처 Herba Polonica, Vol. XLIII 1997, Nr 3, 222-227
결론 알코올은 위궤양을 일으키는 주요 인자다. 알코올이 분해되어 발생하는 아세트알데히드는 위점막세포를 손상시켜 위염 및 위궤양을 유발한다.

임상실험에서 아로니아 C3G 추출물은 위점막의 손상을 강력하게 억제하였고 장기(폐, 간장, 소장)세포의 손상을 억제하였다. 따라서 아로니아 C3G 추출물은 알코올로부터 점막세포를 보호함으로써 위장질환, 간질환, 폐질환 등을 예방할 수 있을 것이다.

줄기세포 노화 및 손상에 대한 효과

제목 Flavonoid rich chokeberry fruit extract inhibits endothelial progenitor cells senescence induce by oxidized LDL
출처 Journal of Clinical Lipidology. 2007. 1(5). 86
결론 조직의 노화는 줄기세포의 노화에 의해서 가속화된다. 신속한 조직세포의 재생은 난치병의 치료와 예방에 매우 중요한 위치를 차지한다. 조직세포의 재생에 필요한 줄기세포는 골수에서 생성되어 각 조직세포에 전달되며 혈액에 들어있는 과산화지질과 산화콜레스테롤 등의 혈독은 줄기세포를 손상시켜 조직세포의 재생을 힘들게 한다.

아로니아 C3G 추출물은 혈독의 일종인 산화콜레스테롤(OX-LDL)에 의한 줄기세포의 손상을 강력하게 억제하고, 줄기세포 수명유전자인 텔로미어의 노화를 4배 정도 연장시켰다.

따라서 아로니아 C3G 추출물은 신속한 조직재생을 필요로 하는 노화를 포함한 만성 난치성 질환의 치료와 예방에 큰 도움을 줄 것이다.

고혈압, 만성심장질환, 관절염 및 산화 스트레스에 대한 효과

제목 Antioxidant activity of anthocyanins from Aronia melanocarpa

출처 Balnelogia polska, Vol. XXXVII, 2, 1993, 5~10

결론 고혈압, 심장병, 관절염 등과 같은 만성질환을 갖고 있는 환자는 체내 활성산소가 대량 생산된다. 약물과 스트레스가 그 원인이라 하겠다. 이와 같은 환자들에게 아로니아 C3G 추출물을 섭취한 결과 산화 스트레스의 생성을 강하게 억제하였다.

따라서 아로니아 C3G 추출물은 만성질환 환자들의 혈액내 산화 스트레스를 감소시켜 과산화지질의 생성을 방지함으로써 고혈압 등의 만성질환의 진행을 억제할 것이다.

아로니아의 분석 및 항산화력에 대한 효과

제목 Aronia melanocarpa phenolics and their antioxidant activity

출처 Eur Food Res Technol. 2005. 221. 809~813

결론 Aronia melanocarpa 열매 및 그 제품들은 높은 항산화 활성을 갖는 천연 폴리페놀화합물이다.

기타 베리류와의 항산화력 비교

제목 Oxygen Radical Absorbing Capacity of Phenolics in Blueberries, Cranberries, Chokeberries, and Lingonberries

출처 Journal of agricultural and food chemistry. 51(2). 2003. 502-509

결론 아로니아는 블루베리의 6배, 크랜베리의 9배, 링건베리의 4배 이상의 산화방지력을 가진 것으로 나타났다. 아로니아의 이러한 강력한 산화방지력은 대량의 시아닌과 폴리페놀 때문에 나타나는 것으로 밝혀졌다.

아로니아 세포막의 산화와 핵과 미토콘드리아의 DNA의 변이를 억제함으로써 세포 손상과 노화, 암과 같은 유전자변이 질병을 예방할 수 있을 것이다.

참조논문

1. The breeding ranges of central European and arctic bird species move poleward. Brommer JE, Lehikoinen A, Valkama J./ PLoS One. 2012;7(9)
2. Physical activity increases the bioavailability of flavanones after dietary aronia-citrus juice intake in triathletes. Medina S, Domínguez-Perles R, García-Viguera C, Cejuela-Anta R, Martínez-Sanz JM, Ferreres F, Gil-Izquierdo A. / Food Chem. 2012 Dec 15;135(4):2133-7
3. Changes in plasma thiol levels induced by different phases of treatment in breast cancer; the role of commercial extract from black chokeberry.Kędzierska M, Głowacki R, Czernek U, Szydłowska-Pazera K, Potemski P, Piekarski J, Jeziorski A, Olas B.Mol/ Cell Biochem. 2012 Sep 5
4. Persistent submacular fluid diagnosed with Optical Coherence Tomography after successful scleral buckle surgery for macula-off retinal detachment. Kovačević I, Radosavljević A, Kalezić B, Potić J, Damjanović G, Stefanović I.Bosn J / Basic Med Sci. 2012 Aug;12(3):182-6.
5. The effects of Crataegus aronia var. dentata Browicz extract on biochemical indices and apoptosis in partially hepatectomized liver in rats.Keskin N, Mammadov R, Ili P.Bosn J / Basic Med Sci. 2012 Aug;12(3):177-81.
6. In vivo influence of extract from Aronia melanocarpa on the erythrocyte membranes in patients with hypercholesterolemia.Duchnowicz P, Nowicka A, Koter-Michalak M, Broncel M./ Med Sci Monit. 2012 Aug 30;18(9):CR569-574.

7. Composition of Sugars, Organic Acids, and Total Phenolics in 25 Wild or Cultivated Berry Species.Mikulic-Petkovsek M, Schmitzer V, Slatnar A, Stampar F, Veberic R/ .J Food Sci. 2012 Aug 27.

8. Designing universal primers for the isolation of DNA sequences encoding Proanthocyanidins biosynthetic enzymes in Crataegus aronia.Zuteir A Miss, Sawwan J Prof, Al Abdallat A / Dr.BMC Res Notes. 2012 Aug 10;5(1):427.

9. Antioxidant activities of chokeberry extracts and the cytotoxic action of their anthocyanin fraction on HeLa human cervical tumor cells.Rugină D, Sconţa Z, Leopold L, Pintea A, Bunea A, Socaciu C.J. Med Food. 2012 Aug;15(8):700

10. Induction of apoptosis and reduction of MMP gene expression in the U373 cell line by polyphenolics in Aronia melanocarpa and by curcumin. Abdullah Thani NA, Sallis B, Nuttall R, Schubert FR, Ahsan M, Davies D, Purewal S, Cooper A, Rooprai HK. / Oncol Rep. 2012 Oct;28(4):1435-42..

11. The polyphenol-rich extracts from black chokeberry and grape seeds impair changes in the platelet adhesion and aggregation induced by a model of hyperhomocysteinemia.Malinowska J, Oleszek W, Stochmal A, Olas B./ Eur J Nutr. 2012 Jul 19

12. Electron spin resonance measurement of radical scavenging activity of Aronia melanocarpa fruit juice.Valcheva-Kuzmanova S, Blagović B, Valić S. / Pharmacogn Mag. 2012 Apr;8(30):171-4.

13. Philopatric predisposition to predation-induced ecological traps: habitat-dependent mortality of breeding eiders.Ekroos J, Ost M, Karell P, Jaatinen K, Kilpi M./ Oecologia. 2012 Jun 15.

14. Evaluation of polyphenols and anthocyanins contents in black chockeberry--Photinia melanocarpa (Michx.) fruits extract.Symonowicz M, Sykuła-Zajac A, Łodyga-Chruścińska E, Rumora I, Straukas M / Acta Pol Pharm. 201MayJun;69(3):381

15. Kin association during brood care in a facultatively social bird: active discrimination or by-product of partner choice and demography?Jaatinen K, Norelklene K, Merilä J, Ost M./ Mol Ecol. 2012 Jul;21(13):3341-51

16. Antithrombin Effect of Polyphenol-Rich Extracts from Black Chokeberry and Grape Seeds.Bijak M, Saluk J, Ponczek MB, Nowak P. / Phytother Res. 2012 Apr 4.
17. Phytochemical characterization of several hawthorn (Crataegus spp.) species sampled from the Eastern Mediterranean region of Turkey.Calişkan O, Gündüz K, Serçe S, Toplu C, Kamiloğlu O, Sengül M, Ercişli S./ Pharmacogn Mag. 2012 Jan;8(29):16-21.
18. Evaluation of the hypocholesterolemic effect and phytochemical screening of the hydroethanolic extract of Crataegus aronia from Jordan.Al-Hallaq EK, Afifi FU, Abdalla SS./ Nat Prod Commun. 2012 Jan;7(1):35-8.
19. Aronia melanocarpa juice induces a redox-sensitive p73-related caspase 3-dependent apoptosis in human leukemia cells.Sharif T, Alhosin M, Auger C, Minker C, Kim JH, Etienne-Selloum N, Bories P, Gronemeyer H, Lobstein A, Bronner C, Fuhrmann G, Schini-Kerth VB./ PLoS One. 2012;7(3)
20. Aronia melanocarpa extract suppresses the biotoxicity of homocysteine and its metabolite on the hemostatic activity of fibrinogen and plasma.Malinowska J, Babicz K, Olas B, Stochmal A, Oleszek W./ Nutrition. 2012 Jul;28(7-8):793-8.
21. Effect of Hawthorn (Crataegus aronia syn. Azarolus (L)) on platelet function in albino Wistar rats.Shatoor AS, Soliman H, Al-Hashem F, Gamal BE, Othman A, El-Menshawy N./ Thromb Res. 2012 Jul;130(1):75-80.
22. Variations on cardiovascular risk factors in metabolic syndrome after consume of a citrus-based juice.Mulero J, Bernabé J, Cerdá B, García-Viguera C, Moreno DA, Albaladejo MD, Avilés F, Parra S, Abellán J, Zafrilla P./ Clin Nutr. 2012Jun;31(3):372
23. Patchiness and co-existence of indigenous and invasive mussels at small spatial scales: the interaction of facilitation and competition.Erlandsson J, McQuaid CD, Sköld M. / PLoS One. 2011;6(11)
24. Effects of the commercial extract of aronia on oxidative stress in blood platelets isolated from breast cancer patients after the surgery and various phases of the chemotherapy.Kedzierska M, Olas B, Wachowicz B, Glowacki R, Bald E, Czernek U, Szydłowska-Pazera K, Potemski P, Piekarski J, Jeziorski A./ Fitoterapia. 2012 Mar;83(2):310-7.

25. Fabrication of left-handed metal microcoil from spiral vessel of vascular plant. Kamata K, Suzuki S, Ohtsuka M, Nakagawa M, Iyoda T, Yamada A./ Adv Mater. 2011 Dec 8;23(46):5509-13.
26. [Effects of shading on photosynthesis characteristics of Photinia x frasery and Aucuba japonica var. variegata].Zhang CY, Fang YM, Ji HL, Ma CT.Ying Yong Sheng/ Tai Xue Bao. 2011 Jul;22(7):1743-9. Chinese.
27. Differential responses to related hosts by nesting and non-nesting parasites in a brood-parasitic duck.Jaatinen K, Öst M, Gienapp P, Merilä J. / Mol Ecol. 2011 Dec;20(24):5328-36.
28. Aronia melanocarpa fruit extract exhibits anti-inflammatory activity in human aortic endothelial cells.Zapolska-Downar D, Bryk D, Małecki M, Hajdukiewicz K, Sitkiewicz D.Eur J / Nutr. 2012 Aug;51(5):563-72.
29. Short-term supplementation with Aronia melanocarpa extract improves platelet aggregation, clotting, and fibrinolysis in patients with metabolic syndrome.Sikora J, Broncel M, Markowicz M, Chałubiński M, Wojdan K, Mikiciuk-Olasik E./ Eur J Nutr. 2012 Aug;51(5):549-56.
30. Chokeberry (Aronia melanocarpa) juice modulates 7,12-dimethylbenz[a] anthracene induced hepatic but not mammary gland phase I and II enzymes in female rats.Szaefer H, Krajka-Kuźniak V, Ignatowicz E, Adamska T, BaerDubowskaW./ Environ Toxicol Pharmacol. 2011 Mar;31(2):339-46.
31. Fruit juice-induced endothelium-dependent relaxations in isolated porcine coronary arteries: evaluation of different fruit juices and purees and optimization of a red fruit juice blend.Auger C, Kim JH, Trinh S, Chataigneau T, Popken AM, Schini-Kerth VB.Food Funct. 2011 May;2(5):245-50.
32. Anticoagulant effect of polyphenols-rich extracts from black chokeberry and grape seeds.Bijak M, Bobrowski M, Borowiecka M, Podsędek A, Golański J, Nowak P./ Fitoterapia. 2011 Sep;82(6):811-7.
33. The genus Crataegus L.: an ecological and molecular study.MirAli N, Al-Odat M, Haider N, Nabulsi I.Genetika. 2011 Jan;47(1):32-40.
34. Anthocyanins as antimicrobial agents of natural plant origin.Cisowska A, Wojnicz

D, Hendrich AB./ Nat Prod Commun. 2011 Jan;6(1):149-56. Review.
35. Changes of platelet antioxidative enzymes during oxidative stress: the protective effect of polyphenol-rich extract from berries of Aronia melanocarpa and grape seeds.Kedzierska M, Olas B, Wachowicz B, Stochmal A, Oleszek W, ErlerJ. / Platelets. 2011;22(5):385-9.
36. Antioxidative protection of dietary bilberry, chokeberry and Lactobacillus plantarum HEAL19 in mice subjected to intestinal oxidative stress by ischemia-reperfusion.Jakesevic M, Aaby K, Borge GI, Jeppsson B, Ahrné S, Molin G. / BMC Complement Altern Med. 2011 Jan 27;11:8.
37. The influence of interactions among phenolic compounds on the antiradical activity of chokeberries (Aronia melanocarpa).Jakobek L, Seruga M, Krivak P / Int J Food Sci Nutr. 2011 Jun;62(4):345-52.
38. Bioconversion of grape and chokeberry wine polyphenols during simulated gastrointestinal in vitro digestion.Gumienna M, Lasik M, Czarnecki Z/ .Int J Food Sci Nutr. 2011 May;62(3):226-33.
39. Causes and consequences of fine-scale breeding dispersal in a female-philopatric species.Ost M, Lehikoinen A, Jaatinen K, Kilpi M./ Oecologia. 2011 Jun;166(2):327-36. Epub 2010 Dec 1.
40. Adult predation risk drives shifts in parental care strategies: a long-term study. Jaatinen K, Ost M, Lehikoinen A.J Anim /Ecol. 2011 Jan;80(1):49-56.
41. Genetic relationships among some hawthorn (Crataegus spp.) species and genotypes.Yilmaz KU, Yanar M, Ercisli S, Sahiner H, Taskin T, Zengin Y./ Biochem Genet. 2010 Oct;48(9-10):873-8. Epub 2010 Jul 18.
42. The nitrative and oxidative stress in blood platelets isolated from breast cancer patients: the protectory action of aronia melanocarpa extract.Kedzierska M, Olas B, Wachowicz B, Stochmal A, Oleszek W, Jeziorski A, Piekarski J. /Platelets. 2010;21(7):541-8.
43. The clinical effectiveness of chokeberry: a systematic review.Chrubasik C, Li G, Chrubasik S. / Phytother Res. 2010 Aug;24(8):1107-14. Review.
44. Protective effect of chokeberry on chemical-induced oxidative stress in rat.

Kujawska M, Ignatowicz E, Ewertowska M, Oszmiański J, Jodynis-Liebert J. / Hum Exp Toxicol. 2011 Mar;30(3):199-208.

45. Extract from Aronia melanocarpa fruits potentiates the inhibition of platelet aggregation in the presence of endothelial cells.Luzak B, Golanski J, Rozalski M, Krajewska U, Olas B, Watala C. /Arch Med Sci. 2010 Apr 30;6(2):141-4.

46. The investigation of noise attenuation by plants and the corresponding noise-reducing spectrum.Fan Y, Zhiyi B, Zhujun Z, Jiani L.J Environ Health. 2010 Apr;72(8):8-15.

47. Cryopreservation of Fraser photinia (Photinia x fraseri Dress.) via vitrification-based one-step freezingtechniques.Tokatli YO, Akdemir H./ Cryo Letters. 2010 Jan-Feb;31(1):40-9.

48. Effects of polyphenol-rich extract from berries of Aronia melanocarpa on the markers of oxidative stress and blood platelet activation.Olas B, Kedzierska M, Wachowicz B, Stochmal A, Oleszek W./ Platelets. 2010;21(4):274-81.

49. Preparation of dimeric procyanidins B1, B2, B5, and B7 from a polymeric procyanidin fraction of black chokeberry (Aronia melanocarpa).Esatbeyoglu T, Winterhalter P./ J Agric Food Chem. 2010 Apr 28;58(8):5147-53.

50. Aronia plants: a review of traditional use, biological activities, and perspectives for modern medicine.Kokotkiewicz A, Jaremicz Z, Luczkiewicz M./ J Med Food. 2010 Apr;13(2):255-69. Review.

51. Comparative effect of green tea, chokeberry and honeysuckle polyphenols on nutrients and mineral absorption and digestibility in rats.Frejnagel S, Wroblewska M./ Ann Nutr Metab. 2010;56(3):163-9.

52. Anxiolytic-like effect of Aronia melanocarpa fruit juice in rats.Valcheva-Kuzmanova S, Zhelyazkova-Savova M.Methods Find Exp Clin Pharmacol. 2009 Dec;31(10):651-4.

53. Aronia melanocarpa extract reduces blood pressure, serum endothelin, lipid, and oxidative stress marker levels in patients with metabolic syndrome.Broncel M, Kozirog M, Duchnowicz P, Koter-Michalak M, Sikora J, Chojnowska-Jezierska J./ Med Sci Monit. 2010 Jan;16(1):CR28-34.

54. Do female ornaments indicate quality in eider ducks?Lehikoinen A, Jaatinen K, Ost M.Biol Lett. 2010 Apr 23;6(2):225-8.
55. Age-specific nest-site preference and success in eiders.Ost M, Steele BB.Oecologia. 2010 Jan;162(1):59-69.
56. Polyphenol contents and antioxidant activities of extracts from flowers of two Crataegus azarolus L. varieties.Bahri-Sahloul R, Ammar S, Fredj RB, Saguem S, Grec S, Trotin F, Skhiri FH./ Pak J Biol Sci. 2009 May 1;12(9):660-8.
57. An extract from berries of Aronia melanocarpa modulates the generation of superoxide anion radicals in blood platelets from breast cancer patients. Kedzierska M, Olas B, Wachowicz B, Stochmal A, Oleszek W, Jeziorski A, Piekarski J, Glowacki R./ Planta Med. 2009 Oct;75(13):1405-9
58. Experimental in vitro arterial reactivity and tissue culture solutions alter the time-dependent stability of anthocyanins from elderberry, chokeberry, and bilberry extracts.Nalliah RE, Phillips JS, Gaier AJ, Gochenaur KE, Bell DR./ Int J Food Sci Nutr. 2009;60 Suppl 1:209-19.
59. Effect of Chokeberry (Aronia melanocarpa) juice on the metabolic activation and detoxication of carcinogenic N-nitrosodiethylamine in rat liver.Krajka-Kuźniak V, Szaefer H, Ignatowicz E, Adamska T, Oszmiański J, Baer-Dubowska W.J / Agric Food Chem. 2009 Jun 10;57(11):5071-7.
60. Activity of glutathione-dependent antioxidant system of the rat liver and blood depending on gamma-irradiation and diet Nikitchenko IuV, Padalko VI, Tkachenko VM, Sheremet HO, Tovstiak VV./ Ukr Biokhim Zh. 2008 Nov-Dec;80(6):66-73. Ukrainian.
61. International multidimensional authenticity specification (IMAS) algorithm for detection of commercial pomegranate juice adulteration.Zhang Y, Krueger D, Durst R, Lee R, Wang D, Seeram N, Heber D./ J Agric Food Chem. 2009 Mar 25;57(6):2550-7. Erratum in: J Agric Food Chem. 2009 May 13;57(9):3961.
62. Studies on antioxidant properties of polyphenol-rich extract from berries of Aronia melanocarpa in blood platelets.Olas B, Wachowicz B, Nowak P, Kedzierska M, Tomczak A, Stochmal A, Oleszek W, Jeziorski A, Piekarski J./ J Physiol Pharmacol.

2008 Dec;59(4):823-35.

63. Regulation of the phenolic profile of berries can increase their antioxidant activity. Hudec J, Kochanová R, Burdová M, Kobida L, Kogan G, Turianica I, Chlebo P, Hanácková E, Slamka P./ J Agric Food Chem. 2009 Mar 11;57(5):2022-9.

64. Antiradical activity and resistance of flaxseed oil enriched with the antioxidants to oxidative changesGuseva DA, Prozorovskaia NN, Rusina IF, Ipatova OM.Biomed Khim. 2008 Nov-Dec;54(6):671-8. Russian.

65. Anthocyanin-rich Aronox extract from Aronia melanocarpa E protects against 7beta-hydroxycholesterol-induced apoptosis of endothelial cells.Zapolska-Downar D, Nowicka G, Sygitowicz G, Jarosz M./ Ann Nutr Metab. 2008;53(3-4):283-94.

66. Anthocyanin degradation of blueberry-aronia nectar in glass compared with carton during storage.Trost K, Golc-Wondra A, Prosek M, Milivojevic L./ J Food Sci. 2008 Oct;73(8):S405-11.

67. Aronia-enriched lemon juice: a new highly antioxidant beverage.González-Molina E, Moreno DA, García-Viguera C./J Agric Food Chem. 2008 Dec 10;56(23):11327-33.

68. Inhibitory effects of various beverages on the sulfoconjugation of 17beta-estradiol in human colon carcinoma Caco-2 cells.Saruwatari A, Isshiki M, Tamura H./ Biol Pharm Bull. 2008 Nov;31(11):2131-6.

69. Chokeberry (Aronia melanocarpa) - A review on the characteristic components and potential health effects.Kulling SE, Rawel HM./ Planta Med. 2008 Oct;74(13):1625-34..

70. Habitat-specific clutch size and cost of incubation in eiders reconsidered.Ost M, Wickman M, Matulionis E, Steele B.Oecologia. 2008 Nov;158(2):205-16.

71. Cryopreservation of black chokeberry in vitro shoot apices.Kami D, Uenohata M, Suzuki T, Oosawa K./ Cryo Letters. 2008 May-Jun;29(3):209-16.

72. Ingestion of black chokeberry fruit extract leads to intestinal and systemic changes in a rat model of prediabetes and hyperlipidemia.Jurgoński A, Juśkiewicz J, Zduńczyk Z./ Plant Foods Hum Nutr. 2008 Dec;63(4):176-82.

73. The influence of gamma-irradiation and alimentry factors on prooxidant-

antioxidant rat's liver and blood systemNikitchenko IuV, Padalko VI, Tkachenko VN, Zolotukhina AA, Tovstiak VV. / Radiats Biol Radioecol. 2008 Mar-Apr;48(2):171-6. Russian.

74. New polyphenolic extracts for oxidative stress treatment in experimental diabetes Ciocoiu M, Miron A, Bădescu M./ Rev Med Chir Soc Med Nat Iasi. 2008 Jul-Sep;112(3):757-63. Romanian.

75. Reuse of industrial wastewater for the irrigation of ornamental plants.Gori R, Lubello C, Ferrini F, Nicese FP, Coppini E./ Water Sci Technol. 2008;57(6):883-9.

76. Antimutagenic activity of anthocyanins isolated from Aronia melanocarpa fruits. Gasiorowski K, Szyba K, Brokos B, Kołaczyńska B, Jankowiak-Włodarczyk M, Oszmiański J./ Cancer Lett. 1997 Oct 28;119(1):37-46.

77. In vitro antileukaemic activity of extracts from chokeberry (Aronia melanocarpa [Michx] Elliott) and mulberry (Morus alba L.) leaves against sensitive and multidrug resistant HL60 cells.Skupień K, Kostrzewa-Nowak D, Oszmiański J, Tarasiuk J./ Phytother Res. 2008 May;22(5):689-94.

78. Two new triterpenoids from Photinia serrulata.Song Y, Wang Y, Lu Q, Gao J, Bi M, Cheng Y./Molecules. 2007 Dec 20;12(12):2599-604.

79. Comparative anti-platelet and antioxidant properties of polyphenol-rich extracts from: berries of Aronia melanocarpa, seeds of grape and bark of Yucca schidigera in vitro. Olas B, Wachowicz B, Tomczak A, Erler J, Stochmal A, Oleszek W./ Platelets. 2008 Feb;19(1):70-7.

80. Social and maternal factors affecting duckling survival in eiders Somateria mollissima.Ost M, Smith BD, Kilpi M.J Anim Ecol. 2008 Mar;77(2):315-25.

81. Effect of anthocyanins from Aronia melanocarpa on blood pressure, concentration of endothelin-1 and lipids in patients with metabolic syndrome].Broncel M, Koziróg-Kołacińska M, Andryskowski G, Duchnowicz P, Koter-Michalak M, Owczarczyk A, Chojnowska-Jezierska J./ Pol Merkur Lekarski. 2007 Aug;23(134):116-9. Polish.

82. Triterpene constituents from the seedling of Aronia melanocarpa.Yu M, Li X, Zhao CC, Xu J, Zhang P./J Asian Nat Prod Res. 2007 Apr-Aug;9(3-5):365-72.

83. Hypoglycemic and hypolipidemic effects of Aronia melanocarpa fruit juice in streptozotocin-induced diabetic rats.Valcheva-Kuzmanova S, Kuzmanov K, Tancheva S, Belcheva A. /Methods Find Exp Clin Pharmacol. 2007 Mar;29(2):101-5.

84. Protective effect of Aronia melanocarpa fruit juice pretreatment in a model of carbon tetrachloride-induced hepatotoxicity in rats. Valcheva-Kuzmanova SV, Popova PB, Galunska BT, Belcheva A./ Folia Med (Plovdiv). 2006;48(2):57-62.

85. Current knowledge of Aronia melanocarpa as a medicinal plant. Valcheva-Kuzmanova SV, Belcheva A./ Folia Med (Plovdiv). 2006;48(2):11-7. Review.

86. Combination therapy of statin with flavonoids rich extract from chokeberry fruits enhanced reduction in cardiovascular risk markers in patients after myocardial infraction (MI). Naruszewicz M, Laniewska I, Millo B, Dłuzniewski M. / Atherosclerosis. 2007 Oct;194(2):e179-84.

87. Effects of novel plant antioxidants on platelet superoxide production and aggregation in atherosclerosis. Ryszawa N, Kawczyńska-Drózdz A, Pryjma J, Czesnikiewicz-Guzik M, Adamek-Guzik T, Naruszewicz M, Korbut R, Guzik TJ.J / Physiol Pharmacol. 2006 Dec;57(4):611-26.

88. Micropropagation of photinia employing rhizobacteria to promote root development.Larraburu EE, Carletti SM, Rodríguez Cáceres EA, Llorente BE./ Plant Cell Rep. 2007 Jun;26(6):711-7.

89. Characterization of hemiacetal forms of anthocyanidin 3-O-beta-glycopyranosides.Jordheim M, Fossen T, Andersen ØM. /J Agric Food Chem. 2006 Dec 13;54(25):9340-6.

90. Antihyperlipidemic effect of Aronia melanocarpa fruit juice in rats fed a high-cholesterol diet.Valcheva-Kuzmanova S, Kuzmanov K, Mihova V, Krasnaliev I, Borisova P, Belcheva A./ Plant Foods Hum Nutr. 2007 Mar;62(1):19-24

91. Chloroplast DNA phylogeography of Photinia glabra (Rosaceae) in Japan.Aoki K, Matsumura T, Hattori T, Murakami N./ Am J Bot. 2006 Dec;93(12):1852-8.

92. Dynamics of stomatal water relations following leaf excision.Powles JE, Buckley TN, Nicotra AB, Farquhar GD./ Plant Cell Environ. 2006 May;29(5):981-92.

93. Up-regulation of tumor suppressor carcinoembryonic antigen-related cell

adhesion molecule 1 in human colon cancer Caco-2 cells following repetitive exposure to dietary levels of a polyphenol-rich chokeberry juice.Bermúdez-Soto MJ, Larrosa M, Garcia-Cantalejo JM, Espín JC, Tomás-Barberan FA, García-Conesa MT./ J Nutr Biochem. 2007 Apr;18(4):259-71.

94. Anthocyanin-rich extracts inhibit multiple biomarkers of colon cancer in rats. Lala G, Malik M, Zhao C, He J, Kwon Y, Giusti MM, Magnuson BA./ Nutr Cancer. 2006;54(1):84-93.

95. Solid state NMR study of dietary fiber powders from aronia, bilberry, black currant and apple.Wawer I, Wolniak M, Paradowska K.Solid State Nucl Magn Reson. 2006 Sep;30(2):106-13

96. Mesophyll versus epidermal anthocyanins as potential in vivo antioxidants: evidence linking the putative antioxidant role to the proximity of oxy-radical source.Kytridis VP, Manetas Y.J Exp Bot. 2006;57(10):2203-10.

97. Content of phenolic compounds and free polyamines in black chokeberry (Aronia melanocarpa) after application of polyamine biosynthesis regulators.Hudec J, Bakos D, Mravec D, Kobida L, Burdová M, Turianica I, Hlusek J./ J Agric Food Chem. 2006 May 17;54(10):3625-8.

98. Saturation to improve pollutant retention in a rain garden.Dietz ME, Clausen JC./ Environ Sci Technol. 2006 Feb 15;40(4):1335-40.

99. The influence of anthocyanins from Aronia melanocarpa on selected parameters of oxidative stress and microelements contents in men with hypercholesterolemia.Kowalczyk E, Fijałkowski P, Kura M, Krzesiński P, Błaszczyk J, Kowalski J, Smigielski J, Rutkowski M, Kopff M./ Pol Merkur Lekarski. 2005 Nov;19(113):651-3. Polish.

100. Antioxidant capacity and phenolic content of sweet rowanberries.Hukkanen AT, Pölönen SS, Kärenlampi SO, Kokko HI./ J Agric Food Chem. 2006 Jan 11;54(1):112-9.

101. Physiological basis of seasonal trend in leaf photosynthesis of five evergreen broad-leaved species in a temperate deciduous forest.Miyazawa Y, Kikuzawa K./ Tree Physiol. 2006 Feb;26(2):249-56.

102. Direct vasoactive and vasoprotective properties of anthocyanin-rich extracts.Bell

DR, Gochenaur K./ J Appl Physiol. 2006 Apr;100(4):1164-70. Epub 2005 Dec 8.

103. The use of anthocyanins in the treatment of cardiovascular diseases.Kowalczyk E, Krzesiński P, Fijałkowski P, Błaszczyk J, Kowalski J./ Pol Merkur Lekarski. 2005 Jul;19(109):108-10. Review. Polish.

104. Aglycones and sugar moieties alter anthocyanin absorption and metabolism after berry consumption in weanling pigs.Wu X, Pittman HE 3rd, McKay S, Prior RL./ J Nutr. 2005 Oct;135(10):2417-24.

105. "Zahraa", a Unani multicomponent herbal tea widely consumed in Syria: components of drug mixtures and alleged medicinal properties.Carmona MD, Llorach R, Obon C, Rivera D./ J Ethnopharmacol. 2005 Dec 1;102(3):344-50.

106. Antioxidant activity of Crataegus aronia aqueous extract used in traditional Arab medicine in Israel.Ljubuncic P, Portnaya I, Cogan U, Azaizeh H, Bomzon A./ J Ethnopharmacol. 2005 Oct 3;101(1-3):153-61.

107. Effect of Aronia melanocarpa fruit juice on indomethacin-induced gastric mucosal damage and oxidative stress in rats.Valcheva-Kuzmanova S, Marazova K, Krasnaliev I, Galunska B, Borisova P, Belcheva A./ Exp Toxicol Pathol. 2005 Apr;56(6):385-92.

108. The influence of chokeberry juice supplementation on the reduction of oxidative stress resulting from an incremental rowing ergometer exercise.Pilaczynska-Szczesniak L, Skarpanska-Steinborn A, Deskur E, Basta P, Horoszkiewicz-Hassan M./ Int J Sport Nutr Exerc Metab. 2005 Feb;15(1):48-58.

109. Peculiarity of the antioxidant action of the extract from Aronia melanocarpa leaves antioxidant on the brain.Cuvorova IN, Davydov VV, Prozorovskiĭ VN, Shvets VN./ Biomed Khim. 2005;51(1):66-71. Russian.

110. Winter photosynthesis by saplings of evergreen broad-leaved trees in a deciduous temperate forest.Miyazawa Y, Kikuzawa K.New Phytol. 2005 Mar;165(3):857-66.

111. RAPD analysis of diploid and tetraploid populations of Aronia points to different reproductive strategies within the genus.Hovmalm HA, Jeppsson N, Bartish IV, Nybom H./ Hereditas. 2004;141(3):301-12.

112. Hepatoprotective effect of the natural fruit juice from Aronia melanocarpa on

carbon tetrachloride-induced acute liver damage in rats.Valcheva-Kuzmanova S, Borisova P, Galunska B, Krasnaliev I, Belcheva A./ Exp Toxicol Pathol. 2004 Dec;56(3):195-201.

113. Anti-inflammatory effects of aronia extract on rat endotoxin-induced uveitis. Ohgami K, Ilieva I, Shiratori K, Koyama Y, Jin XH, Yoshida K, Kase S, Kitaichi N, Suzuki Y, Tanaka T, Ohno S./ Invest Ophthalmol Vis Sci. 2005 Jan;46(1):275-81.

114. Characterization of anthocyanins and proanthocyanidins in some cultivars of Ribes, Aronia, and Sambucus and their antioxidant capacity.Wu X, Gu L, Prior RL, McKay S./ J Agric Food Chem. 2004 Dec 29;52(26):7846-56.

115. LC/PDA/ESI-MS Profiling and Radical Scavenging Activity of Anthocyanins in Various Berries.Nakajima JI, Tanaka I, Seo S, Yamazaki M, Saito K.J Biomed Biotechnol. 2004;2004(5):241-247.

116. Effects of commercial anthocyanin-rich extracts on colonic cancer and nontumorigenic colonic cell growth.Zhao C, Giusti MM, Malik M, Moyer MP, Magnuson BA./ J Agric Food Chem. 2004 Oct 6;52(20):6122-8.

117. Characters of greening tree species in heavy metal pollution protection in Shanghai.Yang X, Tang D, Xu D, Wang X, Pan G.Ying Yong Sheng Tai Xue Bao. 2004 Apr;15(4):687-90. Chinese.

118. The influence of Aronia Melanocarpa Elliot and acetylcysteine on selected biochemical parameters of experimental animals with chronic lead acetate poisoning.Kowalczyk E, Jankowski A, Niedworok J, Smigielski J, Jankowska B./ Folia Med Cracov. 2003;44(1-2):207-14. Polish.

119. Gastroprotective effect of red pigments in black chokeberry fruit (Aronia melanocarpa Elliot) on acute gastric hemorrhagic lesions in rats.Matsumoto M, Hara H, Chiji H, Kasai T./ J Agric Food Chem. 2004 Apr 21;52(8):2226-9.

120. Anthocyanin-rich extract from Aronia meloncarpa E induces a cell cycle block in colon cancer but not normal colonic cells.Malik M, Zhao C, Schoene N, Guisti MM, Moyer MP, Magnuson BA./ Nutr Cancer. 2003;46(2):186-96.

121. Stability and antioxidant activity of black currant and black aronia berry juices. Kaspaviciene G, Briedis V./ Medicina (Kaunas). 2003;39 Suppl 2:65-9. Lithuanian.

122. Antioxidant properties of a leaf extract from Aronia (Aronia melanocarba) containing proanthocyanidins.Ipatova OM, Prozorovskaia NN, Rusina IF, Prozorovskiĭ VN./ Biomed Khim. 2003 Mar-Apr;49(2):165-76. Russian.
123. Anthocyanins--an adjunct to cardiovascular therapy?Kowalczyk E, Kopff A, Niedworok J, Kopff M, Jankowski A./ Kardiol Pol. 2002 Oct;57(10):332-6. English, Polish.
124. Effect of anthocyanins on selected biochemical parameters in rats exposed to cadmium.Kowalczyk E, Kopff A, Fijałkowski P, Kopff M, Niedworok J, Błaszczyk J, Kedziora J, Tyślerowicz P./ Acta Biochim Pol. 2003;50(2):543-8.
125. Effects of Aronia melanocarpa juice as part of the dietary regimen in patients with diabetes mellitus.Simeonov SB, Botushanov NP, Karahanian EB, Pavlova MB, Husianitis HK, Troev DM./ Folia Med (Plovdiv). 2002;44(3):20-3.
126. Oxygen radical absorbing capacity of phenolics in blueberries, cranberries, chokeberries, and lingonberries.Zheng W, Wang SY./ J Agric Food Chem. 2003 Jan 15;51(2):502-9.
127. Evaluation of the immunomodulatory activity of Aronia in combination with apple pectin in patients with breast cancer undergoing postoperative radiation therapy. Yaneva MP, Botushanova AD, Grigorov LA, Kokov JL, Todorova EP, Krachanova MG./ Folia Med (Plovdiv). 2002;44(1-2):22-5.
128. Hypoglycemic effect of an extract from Aronia melanocarpa leaves.Maslov DL, Ipatova OM, Abakumova OIu, Tsvetkova TA, Prozorovskiĭ VN./ Vopr Med Khim. 2002 May-Jun;48(3):271-7. Russian.
129. Stimulation of glucose uptake in PC 12 and L 929 cells by extracts from Aronia melanocarpa leaves.Maslov DL, Prozorovskiĭ TV, Ipatova OM, Abakumova OIu, Tsvetkova TA, Prozorovskiĭ VN./ Vopr Med Khim 2002 Mar-Apr;48(2):196-200. Russian.
130. The effect of anthocyanins from Aronii melanocarpa and acetylcysteine on selected after-effects of lead acetate poisoning.Kowalczyk E, Jankowski A, Niedworok J, Smigielski J, Jankowska B./ Pol Merkur Lekarski. 2002 Mar;12(69):221-3. Polish.

131. Administration of natural anthocyanins derived from chokeberry (aronia melanocarpa) extract in the treatment of oligospermia in males with enhanced autoantibodies to oxidized low density lipoproteins (oLAB). The impact on fructose levels.Pawłowicz P, Stachowiak G, Bielak A, Wilczyński J./ Ginekol Pol. 2001 Dec;72(12):983-8. Polish.
132. Effect of aronia berry honey syrup used for sweetening jams on their quality. Kmiecik W, Lisiewska Z, Jaworska G./ Nahrung. 2001 Aug;45(4):273-9.
133. Berry phenolics and their antioxidant activity.Kähkönen MP, Hopia AI, Heinonen M./ J Agric Food Chem. 2001 Aug;49(8):4076-82.
134. The influence of Aronia melanocapra in experimental pancreatitis.Jankowski A, Jankowska B, Niedworok J.Pol Merkur Lekarski. 2000 Jun;8(48):395-8. Polish.
135. Ultrastructure of the Host-Pathogen Relationship in Entomosporium Leaf Spot Disease of Photinia.Mims CW, Sewall TC, Richardson EA./ Int J Plant Sci. 2000 Mar;161(2):291-295.
136. Anthocyanins are potent antioxidants in model systems but do not reduce endogenous oxidative DNA damage in human colon cells.Pool-Zobel BL, Bub A, Schröder N, Rechkemmer G./ Eur J Nutr. 1999 Oct;38(5):227-34.
137. Antioxidant activity of plant extracts containing phenolic compounds.Kähkönen MP, Hopia AI, Vuorela HJ, Rauha JP, Pihlaja K, Kujala TS, Heinonen M./ J Agric Food Chem. 1999 Oct;47(10):3954-62.
138. Effect of food products on endogenous generation of N-nitrosamines in rats. Atanasova-Goranova VK, Dimova PI, Pevicharova GT./ Br J Nutr. 1997 Aug;78(2):335-45.
139. Antiinflammatory effect of flavonoids in the natural juice from Aronia melanocarpa, rutin and rutin-magnesium complex on an experimental model of inflammation induced by histamine and serotonin.Borissova P, Valcheva S, Belcheva A./ Acta Physiol Pharmacol Bulg. 1994;20(1):25-30.
140. Occurrence of aluminum in some foodstuffs.Nabrzyski M, Gajewska R, Czupryńska-Rzepko A, Sandak-Bosak K.Rocz /Panstw Zakl Hig. 1994;45(3):181-90. Polish.

141. Parasitism of Woody Ornamentals by Meloidogyne hapla.Bernard EC, Witte WT./ J Nematol. 1987 Oct;19(Annals 141-5)
142. Purification and Characteristics of Sorbitol-6-phosphate Dehydrogenase from Loquat Leaves.Hirai M./ Plant Physiol. 1981 Feb;67(2):221-4.
143. Effect of Aronia (black chokeberry) juice on blood indices.Mikalauskaĭte DA, Zhebrauskas Plu, Vaĭtekunaite Iulu, Budrenene RV, Valakaĭte AA.Vopr Pitan. 1978 Sep-Oct;(5):74-6. Russian

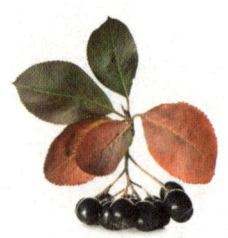